QUELQUES
CAUSERIES ET CONVERSATIONS
LOCALES,
HYGIÉNIQUES, MÉDICO-CHIRURGICALES, etc.

PAR

Joseph FLEURY,

Chevalier de la Légion-d'Honneur, Docteur en médecine, Chirurgien principal de la Marine impériale, en retraite; ex-Chef du service de santé de la Marine, aux Iles Saint-Pierre-et-Miquelon, Membre correspondant de plusieurs Sociétés de médecine, nationales et étrangères, etc.

JEUNESSE. — Corpora sana dabunt Balnea, Vina, Venus.
AGE MUR DÉPASSÉ. — Balnea, Vina, Venus corrumpent Corpora sana.

TOULON,
IMPRIMERIE DE HYACINTHE VINCENT, RUE NEUVE, 20

1861

AUX HABITANTS

DES ILES

SAINT-PIERRE-ET-MIQUELON,

SOUVENIRS AFFECTUEUX.

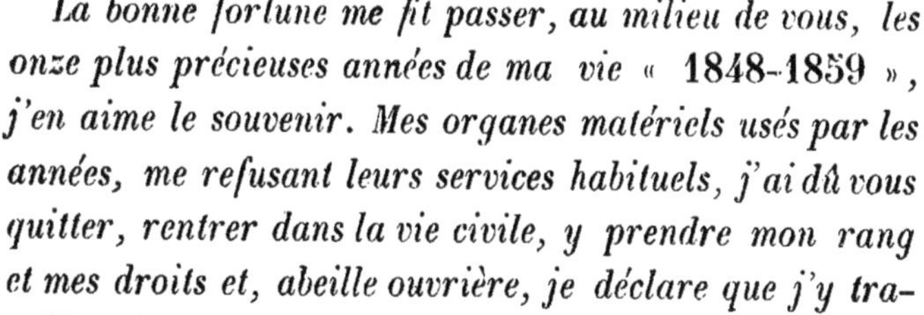

La bonne fortune me fit passer, au milieu de vous, les onze plus précieuses années de ma vie « 1848-1859 », *j'en aime le souvenir. Mes organes matériels usés par les années, me refusant leurs services habituels, j'ai dû vous quitter, rentrer dans la vie civile, y prendre mon rang et mes droits et, abeille ouvrière, je déclare que j'y travaillerai tant qu'il me sera possible de le faire, en conservant pour vous, chers compatriotes, tous les sentiments d'une sincère et durable gratitude.*

Le Docteur Jh FLEURY.

Ceux qui voudraient avoir une faible idée de la façon de vivre sur les rochers stériles, ci-dessus dénommés, pourraient parcourir cette brochure, peut-être avec un certain intérêt.

Toulon, avril 1861.

QUELQUES

CAUSERIES ET CONVERSATIONS

LOCALES, HYGIÉNIQUES, etc.

Intempérants en général, nos pêcheurs terre-neuviers abusent de l'usage des boissons alcooliques, et seulement du mauvais usage qu'ils font de ces grands biens, surgissent en eux, les maux les plus affreux ; c'est ainsi que, ingérés en quantité convenable et à temps opportun, les boissons spiritueuses, de bonne qualité, seraient, en quelque sorte, suivant nous, nécessaires à l'entretien de la santé et de la vigueur des hommes dont il est question : les suites de leur intempérance, déclarons-le hautement, sont évidemment mauvaises, morbifiques, léthifères, partant criminelles! Dès lors, cette funeste habitude, n'est-elle pas condamnable au superlatif? Cependant, toute morbifique, suicide ou homicide qu'elle est, cette ivrognerie, étudiée chez des hommes intelligents d'ailleurs, mais auxquels l'éducation et

Pêcheurs terre-neuviers. Intempérance.

Boissons spiritueuses de bonne qualité.

Suites de l'ivrognerie.

l'instruction ont fait défaut, n'offre-t-elle pas à l'esprit de l'homme judicieux et impartial qui l'étudie, des circonstances réellement atténuantes? Notre réponse à cette question, toute affirmative qu'elle est, nous conduit naturellement à dire quelques-unes de ces circonstances atténuantes, ce que nous faisons d'autant plus volontiers que nous désirons être moins sévère sur le châtiment moral à infliger à nos malheureux ivrognes, qui, presque tous, s'enivrent sans s'en douter et souvent même malgré leur propre volonté. Ces hommes agissent donc par faiblesse de caractère ou par entraînement et sans apprécier, en aucune façon, l'importance physique et intellectuelle de leur méfait. Ainsi partant de leur principe « bon ou mauvais, que nous ne discutons pas ici » nous disons : Le but de nos matelots-pêcheurs, irrévocablement arrêté *fut, est* et *sera* longtemps encore et quoiqu'il advienne, que la pêche s'amoindrisse faute de poisson, que ce dernier (morue) diminue en nombre et en volume, comme nous l'observons depuis cinq ou six ans et plus, le but de nos pêcheurs est, de gagner, par leurs rudes travaux, des moyens d'exister pour eux et leurs familles ; honorable détermination, sans nul doute, que personne ne s'avisera de blâmer, nous sommes bien convaincu, après raisonnement médico-physiologique et observation, que ces matelots ne pourraient atteindre ce but, (travail rude et larges bénéfices) profondément gravé dans leur esprit, si, à défaut d'alimentation et de repos convenables, ils ne soutenaient leurs forces, à chaque instant épuisées, au moyen de stimulans « habituellement, liqueurs spiritueuses ».

Il y a des circonstances atténuantes.

But des matelots-pêcheurs.

Nous sommes encore bien convaincu avec eux, que s'ils se livraient à d'autres travaux que la pêche, sûrement moins productifs qu'elle, ils tomberaient dans une misère plus grande encore ! Nous sommes convaincu enfin que si nos pêcheurs et hyvernans ne faisaient rien, s'ils ne gagnaient rien en hiver, eux et leurs familles auraient à souffrir beaucoup, sinon à mourir d'inanition et de froid, malgré la précieuse charité publique locale ; aussi pénétrés, comme nous-même, de cette vérité, nos pêcheurs honnêtes et vaillants, choisissent naturellement le moindre de leurs maux et font la pêche, les uns pour leur propre compte ou de compte à demi varié, les autres à la part.

Charité publique locale.

De deux maux à leur choix, nos pêcheurs prennent le moindre.

Superstitieux ! Basques, Bretons et Normands, guérissent sûrement en quelques jours, disent-ils, ce qu'ils nomment *la jaunisse*, et cette cure est obtenue en faisant avaler au malade trois ou quatre pous de tête « *pediculus capitis* ».

Superstition--Quelques exemples.

Parmi les capitaines au long cours, maîtres au cabotage et patrons de barque, beaucoup croient fermement aux vertus médico-chirurgicales de certains onguents mystérieusement fabriqués et en usent à l'occasion, coûte que coûte ! Certains magasins vendent des drogues secrètes dont l'usage guérit tous les maux présents et à venir de manière qu'il n'y aurait de malades à Saint-Pierre-et-Miquelon, que les personnes, peu nombreuses, qui n'auraient pas un franc à leur disposition. Il est des marins qui portent sur eux, dans un sachet ou dans une de leurs poches, quelques pous de morue (*vulgò* pous de mer), *cymothœ æstre*, comme une précieuse amulette ou moyen préventif et curatif des rhumatismes si communs à Saint-Pierre-et-Miquelon, pays où le papier fayard est en si grande vogue ; employé par tous et pour tous les maux. Les marchands en vendent, et promptement leur approvisionnement est épuisé. Certains des deux sexes, les plus influents de la colonie, en prônent les merveilleux effets curatifs et le donnent. Aussi avons-nous vu journellement ces emplâtres sur les personnes malades qui nous faisaient appeler. Ici sauf le médecin vrai, tout le monde est médecin. On y croit aux loups-garous, aux revenants, d'où frayeur, hallucinations, absurdités, cancans, exorcismes même,

Habitants de la côte de Terre-Neuve à Saint-Pierre.

Les habitants de la côte de Terre-Neuve, encore dits, nous en ignorons les raisons, *sauvages* et *sauvagesses*, viennent à Saint-Pierre-et-Miquelon quelquefois, soit pour y faire baptiser leurs enfants, inhumer les cadavres qu'ils ont salés pour les conserver, faire leurs approvisionnements d'hiver, etc. Ces gens-là ont toutes sortes de remèdes secrets pour guérir toutes sortes de maux. Certaines mères de famille courent après ces charlatans déguenillés, obtiennent leurs promesses et leurs soins, rétribuent largement leurs bons offices, qui coûtent si peu à ces gens-là ; puis, après le départ de ces misérables charlatans, ces mères de famille saint-pierraises et miquelonnaises pleurent et se désolent, elles sentent, hélas! trop tard, que leurs enfants sont estropiés ou qu'elles les perdent faute de soins rationnels.

Leur charlatanisme

Dans l'esprit crédule de nos habitants, les sauvages ont des herbes, des médicaments sûrement abortifs, des drogues et toujours des simagrées emménagogues. En France, prétend-on, les médecins font des miracles, en fait de cures morbides; les mamans y vont-elles avec leurs malades incurables? Sitôt arrivées, elles écrivent ou font écrire à leurs amis de la colonie qu'elles ont quittée : « Mon mari (hémiplégique) sera guéri dans vingt jours; mon fils (articulation fémoro-tibiale enkistée) sera parfaitement bien dans quinze jours; mon autre fils (sourd-muet depuis 15 ans) parlera et entendra, on ne peut mieux, dans peu de jours! Une bonne commère du pays, voulant guérir le sourd-muet, auquel nous faisons allusion, lui injectait un deliquium d'anguille terrestre ou marine, n'importe, dans les oreilles. Une paraplégique, maladie ancienne, incurable, était allée, pour se guérir, prendre des bains de sable à Langlade (partie de Miquelon), elle courait, disait-on, librement et facilement dans l'île. Pauvres crédules! Mais au moins à cette crédulité, il ne faudrait pas ajouter le mensonge.

Langlade.

Un cadavre est-il retrouvé? enlevé des flots par les soins de la police? il demeure quelque temps exposé sur une cale, à défaut de morgue, aux regards et à la commisération du public; bientôt les badauds forment un groupe autour du cadavre; l'un d'eux apercevant un peu de sanie, coulant lentement du paquet de lambeaux humains plus ou moins putréfiés, dit très sérieusement et piteusement à l'oreille d'un autre : *Il y a parmi nous un parent du noyé!*

Contre les douleurs rhumatismales et comme moyen prophylactique et curatif, les chemises, caleçons et jupons de laine *rouge*, sont de rigueur. On a vendu et peut-être vend-on encore, de la poudre de garance (rubia

Etoffes de laine rouge prophylactique curative des rhumatismes.

tinctorum) destinée à saupoudrer les vêtements dans le même but curatif et prophylactique.

L'usage des gourganes (petites fèves de marais) torréfiées, guérit promptement les flux de sang, quelqu'en soit la cause, la nature, etc.!!

Pendant l'hiver, ce que font nos pêcheurs.

Pendant la mauvaise saison, l'*hiver*, presque tous nos pêcheurs cherchent à s'utiliser, c'est-à-dire, à retirer quelqu'argent de leurs divers travaux, et ces gens-là sont, en général, beaucoup moins paresseux qu'on le dit et qu'on le pense; nous avançons une vérité qui ressortira bientôt des faits eux-mêmes. Voici ce qui advient à nos pêcheurs et de quelle façon ils deviennent ivrognes, misérables, impotents, malades et perclus.

Comment ils tombent malades. Causes.

Travaillant beaucoup en été, se nourissant médiocrement ou mal, nos pêcheurs, souvent mouillés, dormant peu et irrégulièrement, lestant leurs estomacs avec des aliments salés, maigres, indigestes, variés et de peu de valeur, mangeant et dormant, tantôt à une heure, tantôt à une autre et toujours ingurgitant un petit verre d'eau-de-vie pour se ranimer, se réchauffer et se donner des forces, disent-ils.

En agissant ainsi, nos matelots-pêcheurs font bien, il est vrai, aux dépens de leur belle santé, quelques économies d'argent, mais en fin d'année, amaigris, souffrants, languissants et malades, ils sont hélas! contraints, après avoir invoqué vainement leur crédulité et leur charlatanisme stupides, d'appeler à leur secours le médecin qui, pour arriver au rétablissement de leur santé délabrée, ne manque pas de les condamner au repos, à suivre un régime régulier, médico-récorporatif. —

Ces malheureux consomment ainsi, dans une inaction forcée, les fruits précieux de leur rude labeur! Sauf quelques exceptions, voilà nos matelots-pêcheurs victimes du faux principe hygiénique que nous dénonçons et que nous essayons de combattre en parlant, « hygiène alimentaire, envisagée relativement aux travaux de la pêche de Terre-Neuve (1). »

L'intempérance signalée et si justement reprochée, n'est-elle pas, en quelque sorte, le corollaire obligé des faits historiques ci-dessus émis? Dès lors perpétré à l'insu de nos habitants et matelots-pêcheurs, le crime d'ivrognerie nous a-t-il réellement semblé offrir à l'esprit, des circonstances atténuantes; partant, nous déclarons les malheureux qui en sont victimes, plus à

(1) C'est vers 35 à 40 ans, encore à la fleur de l'âge, que nos pêcheurs-ivrognes, ne pouvant plus continuer activement leur métier, le dirigent en faisant des armements de pêche. C'est alors qu'ils tombent impotents ou malades, que les économies du ménage s'épuisent avec le crédit; car MM. les fournisseurs ne peuvent ni ne veulent se ruiner. En 1851, un bureau de bienfaisance, amplement fourni, grâce à la charitable générosité de presque tous nos habitants, fut organisé, à notre initiative; faut-il qu'au bout de quelques années de bon et large fonctionnement, il ait dû disparaître, pour diverses raisons personnelles! Quelle triste position alors est celle de nos pêcheurs dans l'état ci-dessus indiqué? « Impotents ou malades » les lamentations de la femme, des enfants arrivent aux oreilles du moribond, toujours aux aguets et vingt fois par jour, changent ses profondes inquiétudes en cruelles angoisses. Oh! c'est surtout alors qu'on songe et regrette notre *ex* bureau de bienfaisance!

A 35 à 40 ans, nos ivrognes de profession perdent leur activité.

Ex-bureau de bienfaisance créé en vue des malades et des pauvres Français et Anglais.

plaindre qu'à blâmer et surtout qu'à mépriser. Comme nous venons de l'avancer, de 35 à 40 ans, nos ivrognes languissent et tombent dans l'abrutissement moral et physique; enfin, débiles et malades, ils ne sont plus propres à rien, aussi les voyons-nous souvent se trainer de cabaret en cabaret, s'y reposer, boire, fumer, se griser, s'enivrer, miner ainsi leur santé délabrée et ruiner leurs familles. Ces assertions émises, essayons au moins de ramener dans le vrai sentier du bon ordre, à une existence moins précaire et plus supportable, les gens égarés qu'elles concernent. Nous croyons pouvoir atteindre ce but en prouvant, par le simple raisonnement et par des exemples si souvent advenus sous leurs yeux, qu'ils sont et doivent être, à peu d'exceptions près, et par leur faute, victimes de leur faux principe « alimentation, repos, relativement à leur travail, au climat, etc. » et pour qu'ils abjurent leur erreur à ce sujet, il faut absolument le leur faire sentir et, pour ainsi dire, toucher du doigt; la conviction qu'ils auront acquise des maux individuels et familiaux qu'ils causent, sera, à n'en pas douter, l'unique moyen de succès de notre entreprise; mettons-le donc en pratique! l'intelligence et la docilité appréciées de notre population Saint-Pierre-et-Miquelonnaise, nous permet de parler ainsi.

Déjà, nous avons écrit quelque part, que vers le 1er octobre de chaque année, la démarche aisée, solide, leste et dégagée, l'aspect fier et vigoureux, la mâle et juvénile énergie de nos pêcheurs aux longs et beaux cheveux, aux vêtements de drap fin et confectionnés

Luxe blâmable. élégamment « *luxe inutile et blâmable* » avaient fait place à la fatigue, à l'amaigrissement, à la pâleur flétrie, à la torpeur, à la faiblesse, à la négligence de soi-même et qu'alors, ridés et jaunâtres, presque tous nos pêcheurs étaient, sinon défaits, au moins virtuellement scorbutiques. Nous redisons cette vérité, basée qu'elle est sur divers états pathologiques, effets morbides complexes de l'ivrognerie, de l'usage trop prolongé d'un régime alimentaire mal réglé et mauvais, etc.

Scorbut virtuel.

A cette époque de l'année (octobre) nous remarquons chez ces hommes-là, détérioration des humeurs et de l'agrégat matériel vivant, altération constitutionnelle patente, de laquelle surgissent les maux dont suit l'énoncé :

Enoncé des maux des ivrognes.

« Malaises, langueurs, anorexies, constipations opi-
» niâtres, céphalalgies, irritations et inflammations
» gastro-intestinales, rhumatismes, congestions, apo-
» plexies cérébrales et pulmonaires, hémiplégies et
» autres paralysies, lymphoses, hydropisies, ictères
» sans signes sensibles d'hépatite; scorbut dont les
» symptômes patents se bornent le plus ordinairement
» aux gencives tuméfiées, à la puanteur buccale, au pi-
» queté scorbutique des jambes légèrement tuméfiées ;
» amauroses, héméralopies, ophtalmies, délirium tré-
» mens alcoolique, aliénations mentales, etc. » tous effets d'une même cause, l'*ivrognerie*; tous maux contre lesquels la médecine, proprement dite, n'offre pas toujours l'efficacité désirée : raison bien suffisante, ce nous semble, pour lancer notre faible intelligence dans les vastes domaines de la philosophie médicale et lui de-

Incursion obligée dans les domaines de la philosophie médicale, pour trouver un remède aux maux énoncés ci-contre.

mander, ce que nous refusent les agents thérapeutiques ordinaires.

La longévité est plus rare maintenant qu'autrefois. Pourquoi?

Luxe inutile et onéreux de nos pêcheurs. — Fortune relative, souvent espoir déçu.

Les traditions locales historiques nous ont appris que nos pères, aussi vaillants, plus sobres que nous et moins luxueux, vivaient longtemps ; heureux et contents des fruits de leurs labeurs, leur existence était plus longue qu'elle ne l'est de nos jours ; pourquoi? c'est qu'ils étaient plus régulièrement alimentés et qu'ils observaient moins mal les règles de l'hygiène, qu'ils étaient moins intempérants que leurs enfants et petits enfants ; c'est qu'aujourd'hui, non-seulement nous avons en vue le confortable de la vie, sentiment juste et que nous ne saurions trop louer ; mais encore nous sommes éblouis par la presque certitude de l'opulence qui mène au luxe, prestiges brillants, séduisants et trompeurs! Nos pêcheurs, avec leurs frêles esquifs, s'élancent résolûment sur notre Océan brumeux, incertain, tempêtueux ; ils labourent l'onde amère, tendent leurs filets sur des fonds choisis, étudiés par eux, pêchent des morues, affrontent et combattent les dangers qui les menacent. Trop crédules, hélas! ces hommes meurent généralement pauvres et misérables : tous solidement constitués, quelques-uns intelligents, heureux, vaillants et de conduite irréprochable, atteignent le but désiré, *la fortune relative* ; mais, malheureusement; beaucoup échouent dans leur entreprise, d'autant plus méritoire, cependant, qu'elle est réellement hérissée d'incertitudes, de hasards, de privations, de rudes travaux et de dangers incessants.

D'où viennent les misères.

Au sein de ces péripéties de la pêche de Terre-Neuve,

pourquoi ces insuccès nombreux, ces maux et ces misères? Tout cela est, disons-le, le déplorable résultat de l'ivrognerie, laquelle est elle-même la conséquence triste et naturelle d'une fausse manière de voir sur l'alimentation, le travail, la veille, etc., au sein d'un climat spécial.

L'ivrognerie est cause de tous les maux signalés.

Pour anéantir cette ivrognerie, hydre vénimeuse et là, contagieuse (nous dirons comment), lèpre sordide, en quelque sorte congéniale dans le pays. Il ne faudrait, nous l'avons dit déjà, que bien démontrer à tous les intéressés et la cause de leur intempérance avec ses suites infaillibles et le moyen, facile d'ailleurs, de se mettre à l'abri du contact de l'hydre et de ses funestes effets.

Moyen de s'en préserver.

Au moyen de leur énergique volonté, nos matelots-pêcheurs peuvent atteindre le but proposé, nous en avons acquis la conviction (1). Tel est donc le problême dont nous osons tenter, *ici*, la solution, toujours en vue de mettre les nombreux intéressés à même d'améliorer leurs existences, celles de leurs familles, de vivre plus longtemps, de travailler mieux, de prévenir, en grande partie, les maux et les misères qui les guettent et que d'ailleurs, le cas échéant, répétons-le hautement, ils souffrent avec autant de courage que de résignation, ce dont nous sommes journellement témoin.

Parlant maux et misères de la population toujours croissante des monotones et infertiles rochers que nous

Supériorité morale et physique des matelots Français sur celle des Anglais et Américains.

(1) Souvent nous avons été à même de remarquer la supériorité morale et physique de nos matelots-pêcheurs français blessés ou malades, aux hôpitaux, sur celle des matelots anglais ou américains, dans une position analogue.

habitons (1), nous désirons fort réussir à mettre en relief la source de tous ces maux, afin que les personnes qui peuvent être atteintes, les prévoyant, soient à même de les éviter.

Spectacle assez curieux et intéressant pour être énoncé.—But.

(1) Tous les ans, depuis 1849-59, au commencement du printemps, nous assistons à un spectacle assez curieux et intéressant, au point de vue, *histoire locale*, sur nos rochers stériles, neigeux et glacés, pour être indiqué en passant, il constitue aussi un moyen d'augmenter la population.

Des familles, misérables en France, principalement granvillaises, malouines et basquaises, vivant assez pitoyablement en travaillant beaucoup, ayant vu et entendu quelques personnes, revenues de nos îles avec un petit bien-être, ayant entendu dire qu'à St-Pierre-et-Miquelon il n'y avait qu'à se baisser et en prendre, non-seulement pour y vivre bien et largement, mais encore, en quelques années, acquérir en travaillant une petite fortune. Crédules et inscientes, elles donnent dans ces propos erronnés, et ces croyances devenues fixes dans leur esprit, tous les ans ces familles s'empressent de réaliser le peu qu'elles possèdent et s'en vont, avec leur bataclan, au port de commerce le plus rapproché, y remplissent les formalités légales, traitent et arrêtent leur passage avec MM. les négociants-armateurs, payent et s'embarquent (premiers jours de mars, chaque année), traversent l'Océan Atlantique, et après vingt-cinq, trente ou quelquefois quarante jours de rude navigation, souvent à travers et au milieu des glaces; le bâtiment portant ces pauvres diables, horriblement fatigués et malpropres, mouille sur notre rade ou entre, alors que c'est possible, dans le barachois, si la patente de santé est nette; nos passagers, un peu rappropriés et vêtus de leur costume numéro *un*, en compagnie de leurs parents, amis ou alliés, enchantés de leur sort, vont gaîment visiter leurs connaissances, qui les reçoivent, les cautionnent et leur offrent l'hospi-

Chaque pays a ses mœurs.

Chaque pays, nous le savons depuis longues années, a ses mœurs, d'autant plus respectables, qu'elles portent en général le cachet des temps, de l'expérience et que souvent elles peuvent subir le contrôle des raisonnements les plus exquis, mais l'ivrognerie toute spéciale qui fait le fond de notre élucubration historique et mé-

talité temporaire. Quelques mois après, nous voyons ces mêmes personnes au jupon court, confectionné de droguet; au petit mouchoir de cou, aux gros sabots, à la modeste coiffure de leur pays, se requinquer; leur jupon s'est allongé ou il a fait place à un tissu luxueux, quelquefois à la soie; la coiffe a été remplacée par le bonnet à dentelle et à rubans. Les dames et demoiselles lissent leurs bandeaux de cheveux qui brillent comme de l'acier poli, leurs pieds et jambes sont enveloppés dans un bas blanc en coton, bien tiré, le tout est recouvert ou orné d'un beau brodequin plus ou moins claqué, etc.; du drap de plus en plus fin, remplace le paletot de droguet et autres vêtements du mari ou des jeunes garçons. Où vont ces malheureux, tête baissée! Partout ils trouvent du crédit! Ils se marient; les premiers mois se passent dans l'abondance et la bombance, les enfants arrivent, la misère survient, le crédit s'affaiblit, le mari est impotent, le costume redevient misérable, sale, puant le graillon. Parmi les nouveaux débarqués, il y a des enfants naturels qui rallient nos îles dans le but de travailler, de gagner et d'économiser quelqu'argent pour se mieux marier et se créer ainsi une famille; beaucoup de gens de notre littoral français ignorent encore qu'il y a à Saint-Pierre-et-Miquelon, un bureau de l'inscription maritime, que les matelots y sont classés et levés pour le service de la flotte; cruelle déception pour eux! *Dura lex, sed lex!* Le mariage leur est d'autant plus facile que Saint-Pierre-et-Miquelon fourmille de servantes anglaises et françaises, de veuves avec ou sans enfants, lesquelles ne demandent pas mieux que de

Enfants naturels.

Inscription maritime.

dico-chirurgicale, forme une monstrueuse exception dont nous croyons devoir faire ressortir tout l'odieux, afin que, par raisonnement et appréhension, les nombreux sujets susceptibles d'en être souillés, puissent s'en préserver. Notons bien qu'il ne s'agit pas des habitudes de quelques hommes, vivants dans certaines régions

Richesse illusoire.

trouver un époux, un soutien, une machine à travail. Parmi ces nouveaux habitants, les uns languissent et deviennent misérables; les autres, grâce à la ténacité de leur travail, à leur indicible parcimonie, à la solidité de leur tempérament, bravant les privations de tout genre, les frimats, etc., réussissent alors toutefois qu'ils ne sont pas atteints de maladies graves, de fièvres typhoïdes, par exemple; qui, de loin en loin, moissonnent parmi ces derniers, surtout. La plupart de ces chefs de famille, devenus Saint-Pierre-et-Miquelonnais, se croyant riches parce qu'ils sont arrivés à être propriétaires d'un misérable bateau de pêche, d'une pauvre bicoque et d'un jardinet qu'ils élèvent sur un terrain concédé par le gouvernement et qui n'a de valeur réelle que pour eux et encore cette valeur n'est-elle qu'éventuelle; se croyant riches parce qu'ils sont parvenus à économiser quelques centaines de francs; voulant alors se reposer, devenir armateurs de goëlettes et gagner plus d'argent, empruntent, font de mauvaises affaires, tombent dans l'ivrognerie et la misère. Leurs familles qui, jusque-là, ont vécu largement et dans l'abondance, subissent les douloureuses conséquences d'une pauvreté qu'elles auraient évitée avec un peu moins de luxe, un peu plus d'économie et d'esprit de conduite.

De quelle manière advient la misère ?

Telle est pourtant la manière dont adviennent, généralement, les misères dans ce petit pays, encore trop peu connu!

Narration des faits observés chaque année dans la 1re quinzaine d'avril.

Reprenant notre Saint-Pierre, dans la première quinzaine d'avril de chaque année, nous continuons le narré des faits que nous avons observés nous-même.

du globe, qu'il n'est question, par exemple, ni des Indous, ni des Madécasses, mâcheurs d'une préparation de betel (piper aromaticum), de tabac, de chaux éteinte et du fruit de l'*areca cathechu*; des habitants du Céleste-Empire qui fument, dit-on, l'acide arsénieux mêlé au tabac; des Polynésiens, qui usent immodérément

Il n'est question ici ni des Indous, ni des Chinois, etc.

Cent cinquante à deux cents navires pêcheurs ayant quitté, vers le premier mars, les rives de France, semblent s'être donné rendez-vous, sur notre belle rade; le premier mouillé ou arrivé, fait à son capitaine, une belle réputation que chacun de ces chefs ambitionne; après trente jours, en moyenne, à la mer, ils arrivent presque tous, à quelques heures ou quelques journées de différence près, mouillent dans un certain ordre et convertissent bientôt, en une sorte de forêt flottante, notre rade naguère encore si morne, si nue; tout d'un coup cet espace liquide s'anime : c'est alors surtout que nos voisins de Saint-Jean-de-Terre-Neuve, jaloux de notre prospérité, envient nos pauvres rochers et font tout ce qu'ils peuvent pour entraver notre commerce; Aussi, s'évertuent-ils pour empêcher leurs compatriotes, pêcheurs de boitte, de nous en apporter et de nous en vendre, tous les ans, pour une somme de 4 à 500,000 francs : boitte ordinairement payée moitié en argent et moitié en marchandises (1); certes, leur entreprise serait possible, mais pour réussir, il leur faudrait dépenser annuellement un million, dépense dont ils se priveront encore durant de longues années! Autant de goëlettes et de *galopeurs anglais*, c'est-à-dire 150 à 200 ou 300, chaloupes et autres embarcations chargées de harengs frais, vendus ou à vendre pour la boitte indispensable à nos navires pêcheurs, sillonnent nos rade et barachois; notre atmosphère, souvent à cette époque, fort embrumée et obscure, retentit des chants rauques

Traversée de France à Saint-Pierre.

Rade nue et bientôt animée.

Les Anglais de St-Jean jaloux de notre commerce.

Pour réussir à empêcher la boitte de nous arriver il leur faudrait dépenser annuellement un million de francs.

Navires, leurs occupations ou travaux en rade.

(1) Boitte consiste en harengs, capelans et parfois encornets (polypes)

du *kaïva* ou *ava* ; de certains peuples des Cordilières, voluptueux mangeurs du sublimé corrosif; des Turcs et Orientaux fumeurs et mangeurs d'opium et de haschich, etc., tous poisons lents dont l'usage constitue bien une ivresse spéciale, vice analogue à l'ivrognerie alcoolique que nous désirons extirper.

et puissants des rameurs, matelots de commerce plus ou moins avinés ou ivres ; çà et là, on aperçoit un chaland chargé de sel ou autres marchandises, le plus souvent remorqué par un ou deux canots, lentement tiré tantôt vers le barachois, tantôt vers tel ou tel bâtiment de la rade ; les matelots graviers ou autres chantant en cadence des refrains anglo-français, toujours les mêmes, et cela dans le but de faire passer le temps, d'une part, et de l'autre, de mettre de la force et de l'ensemble dans la nage, partant de moins se fatiguer et s'ennuyer ; enfin, au milieu de cette forêt flottante, se trouve ordinairement un ou plusieurs navires de guerre français, à la tournure sévère, coquette et martiale ; au milieu de la rade, ces navires ressortent parmi ceux du commerce, comme une citadelle bien entretenue, édifiée sur un monticule et protectrice d'une cité ou d'un point stratégique important. Ces bâtiments de guerre inspirent à tous les matelots crainte et admiration ; en effet, c'est à bord du chef de division que sont jugés et punis, conformément à nos codes maritimes, tous les délits commis ou dénoncés sur rade, dont la police alors est confiée au plus gradé ou plus ancien parmi les commandants.

Bâtiments de la division.

Une belle route a été vaillamment entreprise sur les bords de notre rade et pratiquée dans le roc, on ne peut plus montueux, par les marins de la station des Antilles, commandée alors par M. le contre-amiral Hernoux, auquel l'honneur de ce beau travail, fort important, revient de droit. Cette voie nouvelle voit de nombreux promeneurs, mais de plus, elle sert beaucoup, comme

Première route.

Ces habitudes vicieuses, chez divers peuples, quelles que soit leur couleur, tendent au moins à prouver que l'homme s'accoutume à ingérer les substances les plus étrangères, les plus contraires à sa nature et à y trouver même des jouissances, au moins fort singulières, que nous condamnons.

moyen d'exploitation, en cabrouets, en charrettes à un ou deux colliers, aux huit ou dix habitations de pêche que cette route a vu construire sur des endroits que l'on croyait, naguères encore, impropres au commerce de la morue; nous ferons remarquer que, sans cette route, ces endroits sauvages n'auraient jamais pu ni être vendus, ni exploités, ni avoir la centième partie de leur valeur actuelle; que sans cette route, enfin, les diverses anses de notre rade, lesquelles se couvrent d'habitations et sécheries, seraient demeurées désertes, incultes et sauvages. M. le contre-amiral de Guédon, successeur de son collègue, M. le contre-amiral Hernoux, a continué avec d'autant plus de soin, qu'il a apprécié toute l'utilité de ces travaux, pour le pays.

Revenant à notre agglomération de maisons, dite bourg ou ville de Saint-Pierre-et-Miquelon; sans commune, sans organisation municipale, quelle dénomination employer? Assurément Saint-Pierre-et-Miquelon ne saurait être considéré seulement comme un simple établissement de pêche! Quoiqu'il en soit, notre résidence, en ce moment de l'année, n'est pas moins animée que nos rade et barachois; le coup-d'œil qu'elle offre alors, nous paraissant assez remarquable, nous croyons devoir l'indiquer au moins en passant.

Certaines de nos rues, presque toutes, sont encore à niveler, à rectifier dans leurs alignements; mal ou point entretenues, malgré tous les arrêtés coloniaux, elles sont praticables en été et mauvaises durant l'hiver, la saison des pluies, la fonte des neiges. Plusieurs de ces rues, alors que la rade est couverte

Fin des travaux de pêche.

La belle saison, avons-nous dit, termine, pour l'année, les travaux de pêche et sécherie qui, cependant, à Saint-Pierre-et-Miquelon, pour quelques pêcheurs et façonneurs, se prolonge jusque vers le 25 novembre; mais le repos, et même le changement d'occupations qui en résulte, déjà commandés par l'intempérie de la

Cabarets.

Comment les matelots du commerce passent leur temps à terre.

de navires, sont encombrées de matelots promenant, entrant ou sortant de nos nombreux cabarets (18 ou 20); dans ces tavernes, fort propres d'ailleurs, nos matelots sont attablés par groupes, prenant *hauteur*, ou levant le *coude*, comme ils disent en plaisantant, tous boivent : cidre, eau-de-vie ou absinthe, à qui mieux mieux; heureux de leur sort, ils fument, chantent, dansent et vivent pour le temps présent.

Violon.

Par-ci par-là, l'ouïe du passant est frappée, le soir, principalement avant 9 heures, par le son d'un violon criard, gémissant sous les rudes coups d'archet d'un ménétrier pêcheur, payé par le cabaretier, pour jouer des contredanses durant la soirée; en passant dans la rue, on entend les planches sourdement bruire en cadence, sous les gambades de nos matelots, porteurs de grandes bottes; véritables cuirassiers de nos mers, ces matelots dansent

Contre-danses et valses.

et valsent entr'eux, quelquefois cependant il y a une ou deux *dames*, rétribuées pour venir le soir danser avec ces messieurs au costume, rien moins qu'élégant et coquet. Un chapeau dit *S.-O.*, en toile de coton jaune, cirée, une cravate noire jetée autour du cou, à la colin, une chemise de couleur et de propreté douteuse, un paletot par-dessus, ample et court, un large pantalon, aussi par-dessus, même étoffe que le S.-O., retombe sur les bottes de

Jaquette ou cotillon.

pêche jusque vers la mi-jambe (c'est la jaquette ou cotillon de nos matelots de commerce), c'est, pour ces messieurs, un fort bon vêtement, parce qu'il les préserve du froid, de l'humidité et qu'ils s'y trouvent fort à l'aise.

Physionomie des marins-pêcheurs

La physionomie tant soit peu pittoresque de ces hommes d'é-

saison avancée, ne met nullement un terme à l'ivrognerie. (Il ne s'agit, bien entendu, que des travailleurs, en thèse générale). L'habitude de boire, de godailler, de s'enivrer au moyen de liqueurs alcooliques, est contractée par nos arrivants, sauf quelques heureuses exceptions, après deux ou trois ans de séjour à Saint-

Les arrivants deviennent ivrognes, quelques rares exceptions près.

lite, nous a semblé aussi heureuse qu'excellente et insoucieuse. Il y a des groupes qui portent, à travers la ville, des fardeaux, tels : bouts de chaînes, cables, grelins, petites ancres, etc.; tels autres, sont chargés de grandes mannes remplies de marchandises diverses; ceux-ci portent sous le bras un ou deux paquets de tabac à fumer ou à chiquer; ceux-là tiennent à la main un bouquet de pipes en terre cuite et s'acheminent vers leurs maisons flottantes; ils portent une ou plusieurs bouteilles d'eau-de-vie en poche, etc., provisions personnelles, achetées clandestinement en vue de se soigner et de charmer leurs rares loisirs, pendant la durée de la campagne de pêche pour laquelle ils sont engagés; d'autres encore, roulent une brouette chargée de pains frais, approvisionnements, traînent un chariot ou portent, en chantant souvent, une civière à quatre ou six bras, chargée de meubles communs, pauvres et généralement vieux; se dirigeant vers telle ou telle demeure : ici, c'est une espèce de charrette (cabrouet) traînée à bras; là c'est un triqueballe aux grandes roues, hâlé par quelques militaires de la garnison (200 hommes), infanterie et artillerie de marine (1). Une charrette lentement traînée par deux bœufs on ne peut plus paisibles; un autre véhicule est hâlé par un cheval ou deux, le charretier de bœufs est invariablement un Basque armé d'un long bâton à pointe de fer; le charretier des chevaux est un Normand. Telle est à peu près l'animation de Saint-Pierre et de sa rade pendant

(1) Il n'y a plus de garnison depuis la guerre de Russie.

Pierre-et-Miquelon. Nous dirons en passant au moins une chose consolante à ce sujet, c'est que cette vicieuse habitude est infiniment moins inhérente au climat lui-même, aux hommes, à leurs travaux divers, qu'à leur régime de vie, suffisamment copieux, sans doute, mais insusceptible, par ses qualités nutritives, de réparer

L'ivrognerie tient moins au climat, aux hommes, à leurs travaux, qu'à leur mauvais régime.

un mois environ, durant lequel nos deux routes ne manquent pas de personnel, car actuellement on peut se promener à Saint-Pierre à pied, à cheval ou en voiture !

Tableau de Saint-Pierre.

Çà et là, aux divers carrefours de notre agglomération de maisons, *dite ville*, on rencontre un groupe d'hommes, fort animés, c'est une dispute de matelots français entr'eux, faute de mieux ; ou de Français et d'Anglais, tous rubiconds et ivres d'alcool ; cris, coups de poings, de bâton, quelquefois de couteau, c'est effrayant à première vue, mais en général, on n'y fait pas attention, la police, toute faible qu'elle est en nombre (9 ou 10 gendarmes), y met bon ordre. Ajoutons à ce mouvement insolite dans les rues (si désiré des cabaretiers locaux, puisqu'il n'a lieu qu'en avril), des chiens, des chèvres avec leurs cabrils, descendus de la montagne, descente qui, pour beaucoup, est un présage de pluie prochaine ; des pourceaux avec leurs petits, des bœufs et des vaches, des poules et autres volailles, et l'on aura, à peu près, le tableau vivant de Saint-Pierre à cette époque de l'année ; pour avoir ce tableau plus complet, il faudrait, ce que nous regrettons de ne pouvoir faire actuellement, y ajouter la physionomie des personnages en action, leurs divers costumes, l'odeur de graillon qu'ils portent avec eux, pénétrer dans les maisons, presque toutes en bois ; visiter leur intérieur et dépendances, mais nous sentons parfaitement que cette tache minutieuse serait au-dessus de nos faibles forces, partant, nous l'abandonnons.

Gendarmes.

A part l'intérêt qui se rattache à toute narration historique locale, il en est un qui, touchant à l'hygiène du pays, ne peut

leurs forces de plus en plus épuisées par leurs rudes travaux, qu'à l'irrégularité des repas, à la vicieuse et imparfaite préparation des aliments, souvent à l'absence de sommeil et presque toujours à son irrégularité.

Là gît le nœud gordien, le vice radical que nous combattons. Eu égard à ces causes, nous considérons, à

Le pacage pourrait être facilement organisé à St-Pierre-et-Miquelon à l'avantage de tous.

être passé sous silence, le voici : Notre île de Saint-Pierre est un rocher aride; l'île pourrait redevenir verdoyante si l'on voulait s'y occuper du pacage dans l'intérêt général. Chaque famille a au moins une chèvre, tous ces mammifères errent çà et là dans la montagne avec les vaches, les bœufs et les moutons; pendant les longs et rudes hivers, les propriétaires de ces animaux leur donnent quelques aliments, mais très peu; ainsi abandonnée, dans peu d'années, notre île ne pourra même pas avoir un jardinet.

Graviers en France et ici.

MM. les gérants relativement à leurs matelots graviers.

Graviers basques, normands et bretons.

Nos graviers, en général, sont beaucoup plus misérables et moins bien, chez eux, en France, qu'ici dans les habitations de pêcherie, naturellement, habituellement et par misère, ces matelots graviers sont d'une apathie et d'une sordidité telles, à part les vices et les défauts dont ils sont cousus, que si MM. les gérants des habitations de commerce, pour lesquels ils sont engagés, n'apportaient à l'endroit des graviers tous leurs soins quotidiens, sévères mais justes et toujours bienveillants, quelqu'en soit le motif; une foule de maux surgiraient de leurs casernes, bouges autrefois, actuellement mieux situées, plus soignées, mieux construites et moins mal tenues. Nous avons toujours remarqué que les graviers basques, sous tous les rapports, valent mieux que les normands et que les bretons surtout, moins mal rétribués, mieux vêtus, moins sales, plus confortablement nourris, nous estimons que 50 jeunes Basques, dans un temps donné, et toutes choses égales d'ailleurs, font autant de travail que 100 Bretons ou Normands.

La diminution graduelle, sinon l'extinction de l'ivrognerie est possible aux îles Saint-Pierre-et-Miquelon.

Saint-Pierre-et-Miquelon, la diminution graduelle, sinon l'extinction de l'ivrognerie, comme possible, quoique difficile. Cette pensée nous encourage à marcher hardiment vers le but entrepris.

Belle constitution physique et morale de nos pêcheurs.

Nous en rapportant à la belle constitution, à la vigueur physique et morale de nos matelots-pêcheurs,

Gale des graviers.

Plusieurs, parmi les marins graviers, ayant contracté la gale en France, la communiquent à leurs camarades pendant la traversée, aussi, beaucoup nous arrivent-ils, munis de ce morbide et contagieux bagage. Nous ne traitons que la plupart des galeux, car il en est parmi MM. les gérants qui, prémunis de poudres et onguents anti-herpétiques, en usent amplement à l'endroit de leurs graviers malades, de manière que nous n'avons guère à traiter aux hôpitaux que les gales rebelles aux moyens empiriques que l'affreux et avide charlatanisme, a déposés entre les mains de certains de ces messieurs. Plusieurs de nos habitations, actuellement munies d'un jeune élève (dit docteur), lequel devrait être à bord de son navire, sur les fonds de pêche, se passent des hôpitaux qui ne reçoivent guère que des moribonds; à cet effet, nous avons présenté nos vues à M. l'inspecteur général du service de santé de la marine et des colonies.

Docteurs d'habitation.

Partageant d'ailleurs, au sujet des graviers engagés en France, les idées émises, de notre jeune et digne ami A. Filleau, chef du bureau des pêches actuellement, dans son remarquable traité de *l'Engagement des équipages des bâtiments du commerce*, p. 292 et 293, *Terre-Neuve*. Comme lui, nous ne voyons qu'un remède à leurs maux, ce remède consisterait dans l'amélioration du sort de ces malheureux graviers engagés aux salaires de 60 à 80 fr. en moyenne, pour 9 mois de l'année; mais avec la meilleure volonté du monde, le négociant armateur ne saurait donner davantage.

Position des graviers à Saint-Pierre-et-Miquelon.

Pour se rendre justement compte de la position des graviers

attentivement examinés et bien suivis par nous, depuis l'adolescence jusqu'à la virilité décroissante (quarante à quarante-cinq ans), connaissant leurs travaux, l'énergie avec laquelle ils les exécutent et leur manière de vivre, nous ne pouvons admettre, pour leur fournir la puissance de les maintenir en santé et vigueur, qu'une bonne

Ce qu'il faut pour entretenir nos pêcheurs en santé et vigueur.

à St-Pierre-et-Miquelon, il faut de toute nécessité voir d'où ils partent et comment ils étaient en France, car autrement, c'est-à-dire en voyant ici, seulement, ces graviers, on tomberait dans une profonde et belle erreur; aussi la position de ces jeunes hommes est-elle moins déplorable à St-Pierre qu'on le dit et qu'on le croit généralement. Ayant vu, observé et comparé nous-même, nous aimons à émettre la déclaration ci-dessus; la position des graviers à Saint-Pierre-et-Miquelon est beaucoup moins déplorable qu'on le pense.

Variole.

N'ayant jamais été vaccinés, ni constitutionnellement modifiés par la variole, plusieurs graviers, matelots ou passagers, soit en traversée, soit à St-Pierre-et-Miquelon, ont été atteints de l'affection variolique, si éminemment contagieuse (faits accomplis durant notre séjour à St-Pierre-et-Miquelon), dès lors il y a, dans l'engagement de ces jeunes hommes et autres, pour nos parages, un vice administratif que nous avons déjà signalé ailleurs. La visite officielle d'un médecin préposé dans le but de choisir et de n'embarquer que des hommes valides, vaccinés ou modifiés par la variole, remédierait au mal indiqué.

Remède au mal indiqué.

Variole épidémique

Depuis quelques années, la variole devient épidémique parmi nous. C'était en 1857, je crois; plusieurs de nos pêcheurs furent à Sidney (Cap-Breton); la variole y existait épidémiquement (novembre). Quelques-uns de ces marins, soit en traversée, soit à leur retour, furent atteints, dans leurs familles. L'affection se manifesta dans l'île; elle fut très-bénigne. A-t-elle été importée? La venue de cette affection a-t-elle simplement coïncidé avec le

et copieuse alimentation, des repas préparés et réglés comme le repos des nuits, c'est-à-dire bien.

Une série de petits verres d'eau-de-vie, dans le but de stimuler l'économie vivante et de tenir lieu de nourriture solide, est mauvais.

Une série de petits verres d'eau-de-vie (ordinairement trois-six étendu d'eau, caramellé suivant le goût du plus grand nombre des consommateurs), ingéré, dans le but de stimuler l'économie animale languis-

Arrêtés sanitaires locaux.

retour de nos jeunes marins? Nos arrêtés sanitaires locaux sont actuellement par trop incomplets; aussi nous avons dû signaler plusieurs fois, à l'autorité, les dangers qui en pouvaient surgir pour les populations au point de vue sanitaire. Après des traversées pareilles et dans cette saison, eu égard à la misère du personnel (passagers), nous sommes tout étonné de ne pas voir ici un plus grand nombre de fièvres typhoïdes.

Fièvres typhoïdes.

Indiquer ces faits morbifiques, n'est-ce pas en solliciter, de qui de droit, la prescription des mesures préventives? N'est-ce pas demander la révision et la modification de nos codes sanitaires? Il existe dans l'esprit de notre population une triple croûte d'ivrognerie, de présomption et de charlatanisme, aussi ridicule qu'abjecte; tous les jours nous en voyons les tristes conséquences et nous avons la conviction que cet état de choses actuelles ne disparaîtra jamais entièrement, par la raison que malheureusement, parmi nous, comme dans toutes les réunions sociales, il se trouve des hommes roués qui abusent de l'ignorance des autres, plus obtus, plus crédules qu'eux, pour les duper et les tromper. La loi contre l'exercice illégal de la médecine, n'étant pas encore promulguée dans nos îles, n'y saurait être mise en vigueur, et cependant!.....

Loi contre l'exercice illégal de la médecine.

Observations affectueuses.

Ce n'est pas tout, nous nous permettrons encore quelques observations affectueuses à l'endroit de nos habitants et autres pêcheurs de Saint-Pierre-et-Miquelon, notre position nous en faisant d'ailleurs un devoir. — A quelques exceptions près, nous avons acquis la conviction que la plupart de ceux qui périssent

sante et de tenir ainsi lieu de nourriture solide, est une fausse manœuvre, un contre-sens hygiénique énorme ; c'est donc une malfaisante habitude, qui devrait être condamnée.

Si maintenant nous apprécions le degré de dynamisme digestif de nos matelots-pêcheurs, d'après la

par submersion accidentelle, ou même à la suite d'une maladie fatale, doivent cette fin lamentable et prématurée à leur inscience et à leur intempérance déjà signalées.

Chevelure de nos jeunes matelots pêcheurs.

La chevelure de nos jeunes matelots-pêcheurs, fort belle et passablement soignée, à une époque de l'année et de la vie, a cependant de graves inconvénients. Les parents semblent tenir beaucoup à cet ornement naturel de leurs enfants, ornement qui ne saurait être sans de fâcheux résultats pour la santé du matelot-pêcheur. A part la sordidité morbifique locale et générale qui résulte de cette copieuse, belle et longue chevelure, ces pauvres diables, presque toujours dans de frêles embarcations non pontées et souvent trop chargées, chavirent ou coulent ! Nos marins nagent comme des poissons, mais hélas ! aveuglés par leur longue chevelure en désordre, mouillée et dégouttante d'eau de mer, au paroxysme conservateur de la vie, ils se cramponnent au premier corps solide que leurs mains saisissent au fond des eaux et se noyent, victimes de leur absurde coquetterie. Cette mode malfaisante constitue donc, ici, un vice radical qu'il suffit d'indiquer avec ses inconvénients, pour le faire disparaître.

Noyés.

Chaussure. Inconvénient.

La chaussure, bottes *dites de pêche*, constitue aussi un mode, un luxe relativement dispendieux et non moins dangereux, dans les mêmes conditions de la vie, que les grandes chevelures ; aussi tel tombant à la mer ou y étant emporté accidentellement, ses bottes chaussées et liées, bien souvent à mi-cuisse, se noie dans cet état, qui se serait infailliblement sauvé s'il n'eût eu qu'une chaussure ordinaire ; des faits nombreux et malheureusement

quantité, la variété des aliments et des boissons dont ils lestent leurs estomacs, nous ne saurions faire un récit trop pompeux de leur admirable constitution matérielle ; les choses organiques en étant ainsi, malgré cela, que seraient-elles donc, nous nous le demandons, si les aliments dont nos matelots-pêcheurs usent,

Admirable constitution de nos pêcheurs.

accomplis pourraient, au besoin, venir à l'appui de notre manière de voir. Les bottes de pêche constituent une chaussure lourde, fatigante et dangereuse. Elle devrait, en conséquence, être réservée seulement pour l'accomplissement de certains travaux dans le détail desquels nous ne saurions entrer ici. Les quelques avantages hygiéniques que l'on peut recueillir de l'usage de ces luxueuses, dangereuses et incommodes chaussures, disparaît sous le poids des abus qu'on en fait habituellement; aussi, nous n'admettons leur usage que dans certaines circonstances de travail à la mer, lavage de la morue salée, entre autres.

Avantages.

La chaussure, vulgairement *sabots-bottes*, consistant en tiges de cuir ordinaire, clouées ou cousues sur des sabots solides, est peu élégante, mais, suivant nous, elle est la plus hygiénique et la meilleure de toutes, alors qu'il s'agit de patauger dans la boue et de se mettre à l'abri, chose immense en hygiène, du froid et de l'humidité aux pieds. Elles ne sauraient convenir qu'au commencement et à la fin de la belle saison, dégel et pluies; mais aussi faut-il y renoncer dès que la température est à moins *un* ou *deux* degrés et que la neige est amoncelée sur notre sol rocailleux, car alors cette neige pressée s'agglomère, se foule, s'arrondit, grossit sous la semelle des sabots, forme boule aux pieds, d'où progression incertaine, peu solide, chutes et leurs fâcheux résultats médico-chirurgicaux, dont nous avons parlé ailleurs. Pour aider et assurer la progression extérieure pendant nos hivers, l'usage du bâton ferré pointu est une mauvaise précaution; en effet, de

Sabots-bottes.

étaient, en partie seulement, remplacés par de bonne viande fraîche, du poisson frais et de la salade s'ils usaient pour boisson de la bière de Spruce, surtout faite au bois et non à l'essence? Sans condamner l'usage de la deuxième, nous avons toujours préféré la première (de plus, 300 à 350 grammes de notre bon vin après chacun de leurs repas, c'est-à-dire trois ou quatre par jour de travail, leur conviendrait beaucoup). Bière de Spruce.

temps à autre, la croûte glacée de la neige crève, et le bâton, sous le poids qu'il supporte, s'enfonce jusqu'à la main qui le tient et quelquefois jusqu'au coude; la chute de la personne est certaine alors. Le bâton, à la pointe usée, est-il obtus? il glisse sur la surface glacée que l'on veut traverser, d'où chute et ses inconvénients, graves quelquefois. Est-on au beau milieu d'un espace lisse, battu par les vents et assez fortement glacé? la pointe aiguë du bâton ferré, pénétrant légèrement dans la glace, sert d'arrêt un instant, mais poussée par la force du vent, la personne au bâton tourne un peu autour de cet axe solide, arrive sous le vent, ce bâton s'incline, la personne glisse et tombe sur le ventre. Nous proscrivons l'usage du bâton; les bras libres doivent servir de balancier, la marche doit avoir lieu à pas petits et précipités, toujours les pieds à plat; il faut glisser rapidement sur les endroits glacés. Bâton ferré. Inconvénients. Proscrit.

L'habitude de marcher ainsi donne une allure particulière et naturelle aux indigènes, allure qui nous les fait reconnaître à première vue, surtout les femmes.

Nos jeunes gens patinent comme ils nagent, c'est-à-dire avec une facilité et une assurance remarquables; ils agissent sans prétention, de la manière la plus naturelle et aussi la plus gracieuse; tout cela sans posséder les moindres notions des règles enseignées par l'art. Cet exercice les distrait beaucoup, il constitue même un de leurs plaisirs qu'ils recherchent avec le plus d'avidité, et nous déclarons que, pendant onze hivers passés par nous Patinage.

Souvent, nous nous sommes rencontré, dans nos visites quotidiennes, avec les hommes dont nous parlons ; nous avons pu les examiner attablés au cabaret et déjà avinés, heureux et contents de leur sort. Ces mêmes hommes, il y a peu d'années, levés et embarqués sur les navires de l'Etat, où nous étions chargé du

Bons matelots.

à Saint-Pierre, nous n'avons pas eu à déplorer le moindre accident de cette gymnastique, soit dit en faveur de l'adresse, de la prudence et de l'intelligence conservatrice de nos habitants. Après cette digression historique, qu'il nous soit permis de continuer notre sujet capital.

Chapeau dit S. O.

La coiffure (chapeau dit *sud-ouest*) est peu élégante, sans doute, mais excellente pour les matelots, surtout pour nos pêcheurs. Elle les met à l'abri de l'influence fâcheuse des rayons solaires et de leurs suites (céphalées, fièvres cérébrales, etc.). Nous en approuvons beaucoup l'usage. Mais pour que ce chapeau de circonstance ne laissât hygiéniquement rien à désirer, il faudrait, tout égal d'ailleurs, que la cuve fût percée, au centre ou milieu de un à trois ou cinq trous comme ci-contre (. .·. :.:), ayant chacun le diamètre variable d'une plume de corbeau à un petit tuyau de pipe à fumer, arrangés de façon que, l'air chauffé et la vapeur de la sueur, sortent et fassent place à l'air libre qui pénètre et raffraichit le cuir chevelu ; il faudrait que tout le dessus du chapeau fût peint en blanc et que le dessous des bords ou ailes, d'avant en arrière, jusqu'à la hauteur des oreilles, fût peint en vert ; cette dernière disposition mettrait nos matelots-pêcheurs à l'abri des ophtalmies, conjonctivites fort intenses et douloureuses, qui les forcent quelquefois de suspendre leurs travaux et de garder la maison. Il faudrait encore que cette coiffure, si peu élégante mais si bonne, alors que nos îles sont éclairées et réchauffées par un soleil aux rayons brûlants (août et septembre) ; alors que la pluie fouette, que les neiges, glaces, poudrins et verglas

service de santé, y servaient très-bien. Nous aimons à proclamer qu'excellents matelots, sous tous les rapports, ils étaient toujours compris dans l'élite des équipages; nous parlons des pêcheurs et non des graviers. Chaque équipage est composé, comme on le sait de reste, de gens aussi appréciés et estimés que doit l'être un noyau d'hommes vaillants, dévoués, disciplinés et nécessaires à bord de chaque navire de guerre, à l'armement surtout. Cette règle générale souffre cependant quelques exceptions, car ceux que nos matelots, dans leur langage énergique, désignent sous le nom de *pelletas*, ne sont pas propre à grand'chose à bord. Pelletas.

crispent, incommodent, aveuglent ou suffoquent; que les vents déchaînés grondent, tourbillonnent et étourdissent les hommes, etc., le chapeau ci-dessus ne laisserait rien à désirer, ce nous semble, si l'on y ajoutait des jugulaires, oreillettes ou sous-barbes en drap, et mieux encore en caoutchouc (vulgairement gomme élastique), garnies en soie ou coton ouaté, piqué, ces oreillettes devront avoir, au moins, quatre travers de doigt de large, et plus si c'est nécessaire, car elles ont encore pour but, dans les cas ordinaires, de couvrir les oreilles et les joues en grande partie, de façon à les mettre à l'abri du grand froid, de la congélation et de leurs accidents. La longueur de nos accessoires, très-utiles au chapeau et à l'homme, devra varier, mais toujours elle sera accommodée aux dimensions de la face; ces accessoires seront diminués de largeur au-dessous des oreilles, continus s'ils sont en caoutchouc et terminés par un ruban que l'on serrera à volonté sous le menton; ces sous-barbes en place, fixent aussi le chapeau. Il serait bon, en temps opportun, de placer momentanément sur la tête, à l'endroit correspondant aux trous pratiqués au fond du chapeau, un peu de papier ou un corps blanc quelconque.

Conduite des matelots-pêcheurs à bord des bâtiments de l'Etat.

La conduite de nos matelots-pêcheurs, nous avons un certain plaisir à nous le rappeler et à le redire, était là, aussi admirable que leur santé était bonne et florissante, tout cela en dépit de leurs perpétuels ennuis. Pourquoi en est-il autrement alors que ces hommes sont devenus habitants de Saint-Pierre-et-Miquelon?

Conduite alors qu'ils sont pères de famille et rentrés dans leurs foyers.

C'est qu'à bord de nos navires de la flotte, l'hygiène personnelle et matérielle, de toute rigueur, ne laisse rien où très peu de chose à désirer et qu'il y a toujours là et pour tous, une équitable et inflexible discipline; congédiés et rentrés dans leurs foyers, ils deviennent pères de famille, libres de leurs travaux, maîtres chez eux; la discipline des bâtiments de guerre, est bientôt oubliée. Ces hommes aiment cependant et regrettent le *service*, bien souvent alors, abandonnés à leurs propres inspirations, ils se conduisent en conséquence; jeunes et bien portants, ils se considèrent comme une chose matérielle qu'ils stimulent à coups de petits verres d'eau-de-vie; languissants ou malades, ils se récorporent, disent-ils, se radoubent de la même façon; ici le vin et l'absinthe, jouent un grand rôle. Triste manière d'être, inhérente à ces hommes, eu égard à leur parfaite inscience.

Ils aiment cependant et regrettent ce qu'ils nomment leur service.

Moyen général contre.

Le moyen, quasi unique, de les corriger, de modifier leur manière d'être, de les faire rompre avec leurs vicieuses habitudes, de les conduire au mieux-être physique et intellectuel, est presque tout moral et quand notre puissant clergé le voudra, il en viendra à bout.

Essais contre l'ivrognerie.

Des tentatives de ce genre, déjà faites par un jeune curé de Bretagne, produisirent d'excellents effets dans sa paroisse, heureux effets qui, obtenus et malheureusement abandonnés, garantissent néanmoins le succès de notre entreprise.

Règlement de comptes. — Où et comment.

C'est à partir du jour Saint-Michel (29 septembre) que les pêcheurs règlent leurs comptes « *morue livrée, payée* ou *à payer* ». La scène du règlement d'affaires d'intérêts matériels, entre *fournisseurs* et *fournis*, se passe gravement au comptoir de chaque habitation. Entre pêcheurs, cette scène a lieu, le plus ordinairement, au cabaret et toujours gaiement, en face de grands verres d'eau-de-vie et de quelques pièces métalliques (or, argent, cuivre) éparpillées ou par petits groupes sur une table de bois blanc, ordinairement longue et étroite, entre deux bancelles. Là, nos pêcheurs, rubiconds, à constitution matérielle alcoolisée, entièrement à leurs produits, à leurs livraisons, oublient qu'ils sont avariés dans leur double dynamisme, ce dont ils s'aperçoivent cependant, de temps à autres, par leurs malaises fonctionnels, tels : brisements, lassitudes, essoufflements au moindre mouvement; trop souvent encore, ils sont distraits de leurs intérêts matériels, par les brûlantes douleurs qui les labourent; mais nous devons dire que nos matelots-pêcheurs, bien nourris, bien reposés, passablement logés, chauffés et vêtus, pendant l'hiver, où ils ne demeurent pas tout à fait oisifs chez eux, comme déjà nous l'avons dit, contrairement aux opinions, *ad hoc*, de personnes nombreuses qui, ne connaissant pas assez bien Saint-Pierre et ses habitants, ont cependant eu le tort grave, d'en faire des paresseux. Nous disons donc qu'ainsi traités, nos intrépides pêcheurs

Table de cabaret.

Nos matelots-pêcheurs, pendant l'hiver, ne demeurent pas tout à fait oisifs.

Ils ne méritent pas l'épithète de paresseux.

rétablissent, à vue d'œil, leur santé détériorée durant les travaux de pêche et qu'au printemps, redevenus de belle humeur, alertes et vigoureux, comme avant, munis de tout ce qui est prévu devoir être nécessaire pour leur rude métier, jeunes et vieux, tous attendent, avec une fiévreuse anxiété, les beaux jours, afin de revoguer vers les lieux de pêche, espérant bien recueillir de leur labeur océanien, ample moisson, et voler au bien-être matériel, sinon à la richesse, avec les leurs !

Ils ne comptent point assez sur l'imprévu.

Mais advient l'imprévu, sans lequel ces messieurs ne comptent que trop souvent et, aussi mal réglés dans leurs dépenses et leurs travaux, que dans leur repos et leur alimentation, ils courent, hélas! sans s'en douter, d'énormes chances de déception. Ces malheureux seraient-ils coupables parce qu'ils ont échoué dans leur entreprise? Assurément non, nous croyons qu'ils sont à plaindre, à encourager et surtout à instruire en hygiène alimentaire et en économie domestique.

Moyen de diminuer les mauvaises chances dans leurs entreprises de pêche.

L'oisiveté est préjudiciable aux hommes.

Parmi nos pêcheurs et hivernants, il en est quelques-uns qui, ne faisant rien en hiver, consomment, dans une pernicieuse oisiveté, souvent au cabaret ou au café, à boire de l'alcool, chanter, jouer aux cartes, fumer la pipe où le cigare; l'argent qu'ils ont économisé pendant la pêche précédente, il en est même qui, arrivés à bout de leurs finances et de leur crédit, engagent, pour une somme *de*, les travaux éventuels de la campagne prochaine, pour en toucher les avances et prolonger la durée de la vie désordonnée qu'ils ont commencé à Saint-Pierre-et-Miquelon : heureusement encore, très peu, dans le grand nombre proportionnel, chaque année, sont dans ces deux derniers cas et si, MM. les fournisseurs et marchands traitant de cette manière, avec nos gars débauchés, gagnent souvent, il faut admettre aussi qu'ils courent de grands risques de perdre où qu'ils perdent même souvent leurs avances; nous en avons vu bien des fois dans ce cas, non par la mauvaise fois des débiteurs, mais bien parce qu'étant inscrits, ils se trouvent levés pour le service de la flotte, alors ils disparaissent où ils tombent malades et quelques-uns meurent endettés et insolvables.

L'improbité n'est guère usitée parmi les anciennes familles cadiennes (abréviation d'acadiennes). La mauvaise foi existe cependant dans nos îles, mais comme la syphilis, venant des Anglais, des Français et des Américains, elle y est importée tous les ans. Improbité.

Dans les affaires courantes, point de contrats, point de sous-seings privés, la parole donnée en tient lieu et les procès entre gérants ou négociants, sont fort rares, soit dit à la louange de ces messieurs. Point de contrats. Procès rares entre MM. les gérants ou négociants.

Nous voyons journellement des hommes qui, pour gagner quelqu'argent, demandent, obtiennent et exécutent toute espèce de travail. Ils sont rétribués à la journée ou après estimation faite et convenue. Tels Saints-Pierrais, ont un atelier ou grand magasin clos et convenablement éclairé, dans lequel ils se livrent au charpentage, à la construction des chaloupes de pêche, de canots, de pirogues et de warrys. En général nos charpentiers vigoureux et robustes profitent des circonstances de mauvais temps, qui manquent rarement d'advenir en première campagne ou première pêche annuelle, Atelier. Charpentiers et capitaines.

alors bien des embarcations sont brisées, enlevées, coulées, etc. MM. les capitaines, voyant leurs navires désemparés, privés de leurs indispensables moyens de travail, ne pouvant plus faire leur rude métier, font lever leur dernière ancre, appareillent, s'éloignent un instant des lieux de pêche et rallient Saint-Pierre où ils s'empressent de visiter nos ateliers; ils choisissent et payent, achètent fort cher généralement, l'embarcation qui leur convient le plus; ils la font mener à leur bord et sans perdre une minute, munis de ce dont ils manquaient, ils retournent en pêche et si, MM. les armateurs, capitaines et gérants imposent, à l'occasion, la loi du plus fort, à nos ouvriers et *les exploitent*, comme ils disent, ceux-ci ne manquent jamais de prendre leur revanche. Il paraît qu'agir ainsi, dans le commerce saint-pierrais, « c'est de bonne guerre ». Nous le redisons, la population de Saint-Pierre augmente malgré les épidémies meurtrières et quasi annuelles que nous avons eu à combattre; l'élément pêcheur y domine encore, mais il y devient de plus en plus misérable, tandis que les artisans et commerçants prospèrent en général et s'enrichissent. Ce fait, comme tant d'autres, à sa raison d'être dans l'état actuel des choses, actualité qui ne peut être de longue durée; le nombre des marchands augmentant tous les ans, celui des acheteurs et consommateurs demeurant le même, bien des marchands devront se ruiner.

Visite nécessaire aux ateliers de construction et achat d'embarcations.

La population de Saint-Pierre augmente. — Elément la constituant.

Tels autres habitants travaillent en plein air, abrités par une vieille voile, tendue au vent, ils construisent des goëlettes, des embarcations, ou les radoubent; raccommodent leurs engins de pêche accidentellement délabrés, déchirés sur des fonds inconnus, usés par les temps et les services, ou bien chez eux, ils en construisent de neufs. Après la pêche, leurs intérêts réglés, nous revoyons nos Saints-Pierrais, il y a quelques jours labourant l'Océan; aujourd'hui, temps froid, beau, température variant de quelques dixièmes au-dessus et au-dessous de zéro; les mains protégées par de bonnes mitaines en drap, (bien préférables à celles en peau de mouton, la laine en dedans et cela à cause de l'humidité, des frimats, du climat), doublées de molleton, qu'ils préfèrent *rouge*, couleur qui les préserverait en même temps et du froid et des rhumatismes, disent-ils. Nous avons remarqué que ce dernier préjugé (1) était encore plus profondément enraciné chez les Anglais de la côte de Terre-Neuve que chez nos compatriotes dont nous connaissons déjà l'esprit crédule et superstitieux.— Aujourd'hui, en pleine rue, nos matelots-pêcheurs et hivernants, bravant l'intempérie, scient et fendent, à coups de hache, le bois destiné au chauffage d'hiver. Actuellement scier, fendre et arrimer, coûte 6 fr. par corde (4 stères); un bon travailleur peut accomplir cette tâche en un jour.

Fin de la pêche.— Campagne réglée.

Les mitaines en drap doivent être préférées à celles en peau de mouton, la laine en dedans. — Pourquoi?

Préjugé.

Casseurs de bois de chauffage.

Les mitaines, en général, doivent être préférées aux gants, ces derniers sont plus élégants, sans nul doute; mais beaucoup moins commodes, ils remplissent moins bien le but. Eviter le froid, conserver la chaleur, tenir les mains plus chaudes. Les mitaines toujours amples se mettent et s'enlèvent facilement et promptement, les doigts de chaque main, moins le pouce, libres et en

Gants et mitaines.

Les mitaines sont préférables.

Pourquoi?

(1) Drap couleur *rouge*

contact immédiat, se communiquent leur chaleur animale, etc., ce qui ne peut avoir lieu avec les gants, où, contenus chacun dans une gaine, les doigts sont et demeurent isolés.

Mesures nouvelles et anciennes.

Ici, les mesures nouvelles n'existent qu'administrativement, légalement et sur les registres de comptabilité, bien tenus en général à Saint-Pierre-et-Miquelon.

Nos habitants refont ou réparent, eux-mêmes, la toiture de leurs maisons, ils les clabordent, bouchent les issus qui y existent afin de se mettre le plus à l'abri possible contre l'intempérie de l'hiver déjà commencé

Gent ratière.

et aussi contre les ravages de la gent ratière si vorace et si multiple dans cette saison; disons que ces rongeurs ne trouvant plus, pour s'alimenter, de morues sur les graves neigeuses et glacées, quittent le littoral, remontent dans nos logis où ils ont moins froid, où ils usent largement de nos approvisionnements.

Main-d'œuvre.

Ces pêcheurs, que l'on dit si paresseux, sont, suivant nous et nos amis de Saint-Pierre, laborieux, industrieux et fort adroits.

Nous voyons enfin, ces matelots-pêcheurs, que l'on dit si paresseux, faire avec beaucoup d'intelligence mille autres petits travaux d'intérieur qu'il serait par trop oiseux de rapporter, travaux indispensables et qui leur coûteraient fort cher, s'ils les faisaient exécuter par d'autres, car, ce qu'on nomme, dans le commerce, *main-d'œuvre*, est inabordable pour le plus grand nombre, aussi nos habitants sont-ils, forcément, industrieux et fort adroits pour tout ce qui tient à leurs besoins et à ceux de la population.

Après cela, en temps opportun, nos jeunes gens et hivernants pêchent (étangs) et chassent, puis vendent ou consomment les pièces pêchées ou abattues et rapportées ; ces exercices d'hiver (pêche et chasse), utiles et productifs, considérés, à tort, par les masses, comme récréatifs, amusants, nous ont toujours paru fort rudes et jamais sans périls ; c'est qu'alors le froid est fort intense : que les canons de fusil, par exemple, influencés en même temps par l'humidité de la crasse congelée au fond de ces armes chambrées ou non, et tout à coup vaporisée par la déflagration de la poudre ; quelquefois les canons de fusil, accidentellement, bouchés par de la neige congelée, influencés encore par les alternatives de haute et de basse température, par les énormes charges de poudre fine versée dans le fond d'une grosse main gourde, et mesurée à l'œil, etc. Ainsi travaillés, disons-nous, ces fusils de qualité médiocre, éclatent ou crèvent, blessent, mutilent ou tuent (rarement), le malheureux ou imprudent chasseur. En novembre 1848, un hivernant, matelot-pêcheur, a été tué accidentellement et sur-le-champ, à la chasse au warry. Nous ignorons bien des accidents semblables ou analogues, advenant, tous les ans, sur la côte anglaise de Terre-Neuve.

Chasse.

Canons de fusil.

Accidents, blessures, mutilations, morts.

Au sein de la bise glacée qui souffle par raffales, de la neige qui tourbillonne et obscurcit l'atmosphère, ils affrontent lestement et gaîment les dangers signalés. Aussi, le fusil sur l'épaule, de grandes bottes aux jambes, nos pêcheurs, convertis en chasseurs, traversent sans crainte un étang gelé, en courant et glissant. Il leur arrive, par hasard, de tomber accidentellement dans un trou venant d'être pratiqué par des pêcheurs, et non encore regelé. Nous avons été obligé d'amputer une jambe

Comment ou de quelle manière ?

Amputation de jambe après accident sur la glace.

pour un accident de cette nature. Nous avons vu, au sein de cet espace devenu solide (un ou plusieurs de nos douze étangs), nos jeunes gens, armés d'une hache, frapper à coups redoublés et faire voler la glace en éclats, dans l'espace d'un mètre, et pratiquer ainsi un trou par lequel ils se disposent à pêcher, ligne en main, truites plus ou moins saumonées et éperlans. Alors, l'épaisseur de la glace varie de quelques centimètres à cinquante ou soixante. Quelquefois, abrités contre la bise et le verglas par quelques paquets de broussailles, entassés les uns sur les autres et apportés là, dans ce but, nos jeunes pêcheurs y demeurent souvent, durant plusieurs heures, immobiles comme des statues de marbre, sans rien prendre à leur hameçon ; d'autrefois, plus heureux, ils pêchent beaucoup, vendent leur poisson frais et délicat, et peuvent ainsi gagner quelques francs. Parfois cette partie de pêche se fait durant quelques-unes de nos belles nuits. Tous les hivers nous voyons, non sans admiration, ces mêmes jeunes hommes, allant péniblement, sur la glace, à grande distance de chez eux, fouiller dans les neiges, couper des brousses et un peu de pauvre bois dans la montagne, l'entasser sur un grossier traîneau ou un cabrouet, quelquefois sur une charrette, et amener ce combustible, vert, humide et encore gris-blanc de neige, à leur domicile, pour les usages de la maison. Souvent ces pauvres diables sont aidés, dans leur traînage, par une vieille voile plus ou moins bien tendue et orientée sur leur véhicule-*traîne*. D'autres fois encore, aidés par un ou deux chiens dociles et fiers de porter un harnais de circonstance.

Pêche sur les étangs.—Epaisseur de la glace.

Traîneau. — Bois. Voile.

Chiens dociles.

Après ce narré de quelques-uns des faits journaliers exécutés tous les ans, en hiver, à Saint-Pierre-et-Miquelon, que devient, on peut hardiment se le demander, la fausse épithète de *paresseux, cagnards,* si généralement et si gratuitement donnée à nos matelots-pêcheurs de St-Pierre-et-Miquelon? N'en pouvant raisonnablement atteindre que quelques-uns, dans le grand nombre proportionnel, nous croyons devoir déclarer l'épithète ci-dessus injuste, malveillante et mal fondée.

Nos pêcheurs-matelots de Saint-Pierre-et-Miquelon, ne sont point paresseux.

Nous déclarons encore qu'en hiver, de 1857 à 58, la route *Iphigénie* pouvant servir de communication, entre Saint-Pierre et le plus grand étang, dit *Savoyard,* servant encore de promenade à pied, à cheval et même en voiture, a été d'un grand secours pour l'exploitation, non de la morue, mais des bois rabougris (sapins nains) existant encore à cet endroit de notre île ; aussi les bords de cette route sont-ils dévastés! Neuve, cette voie est défoncée par le passage de nombreuses charrettes. Sans nul doute, elle offre de grands avantages d'exploitation *(pêche* et *fermes),* mais elle a privé notre île d'une ressource immense contre une disette imprévue de moyens de chauffage. Il reste encore du bois à couper, mais son exploitation est devenue presqu'impossible, en hiver surtout. De façon que les deux routes de Saint-Pierre, dues aux grands et généreux travaux de la station des Antilles, bien secondés par une administration locale on ne peut mieux disposée, présentent des avantages et des inconvénients que nous n'énumérons pas ici. Nous serions ingrat si, en passant, nous ne disions pas que l'initiative et l'honneur de ces travaux reviennent à M. le contre-amiral Hernoux et que l'année suivante, M. le

Route Iphigénie.

Routes. — Avantages, inconvénients, initiative.

contre-amiral, comte de Guédon et M. de Penhuat, capitaine de vaisseau, ont continué ces travaux avec énergie et haute intelligence.

Fin de la campagne de pêche.

Les règlements de compte terminés, nos habitants, cordonniers, cabaretiers, calfats, charpentiers, sabotiers, etc., reprennent leurs métiers un instant abandonnés pour la pêche rapportant alors, beaucoup plus d'argent, et notre bourg, visité par quelques Anglais de la côte de Terre-Neuve ou des îles adjacentes, rentre dans son calme habituel et y demeure jusqu'en avril de l'année prochaine.

Hivernants.

L'habitude d'engager des hivernants est consacrée par le temps, le climat, l'éloignement de la métropole, la mode, l'intérêt, l'orgueil et les travaux inhérents au pays.

Peu dispendieuse pour l'engageant, il retire quelquefois même des bénéfices assez larges de ce trafic, mais il faut dire aussi que cette transaction n'en est pas moins favorable à l'engagé, car alors, ce dernier, demeurant à Saint-Pierre-et-Miquelon, travaille, s'y trouve bien et y est tout rendu pour la campagne prochaine; s'il l'a voulu, en effet, il n'a pas eu un sou à dépenser, il a donc pu économiser ses deux traversées océaniennes, aussi rudes et pénibles que dispendieuses. Il résulte de ce que nous avançons, que cette habitude d'engager des hivernants, n'est pas moins avantageuse aux intérêts matériels du valet que du maître. En 1856, le nombre des hivernants n'était pas bien connu, nous l'avons estimé, approximativement à 300, bien que le recensement administratif local en fournisse un tiers en moins, sur notre population sédentaire, 2000 environ; nous comptons cette année 23 mariages; 80 naissances dont une seule illégitime; 35 décès dont 18 au-dessous de 5 ans.

Envisagée au point de vue moral, cette habitude est-elle bonne ou mauvaise? Tel est le problème que nous regettons de ne pouvoir encore résoudre; cependant, par anticipation, nous dirons que les moyens d'existence matérielle étant plus faciles et plus larges dans cette colonie, qu'en France, malgré qu'il n'y ait que pêche et commerce sur nos arides rochers, les engagés hivernants prennent goût au pays, y demeurent, travaillent, s'amusent, s'ennuyent, économisent, dans le principe, quelques centaines de francs dont ils croient ne jamais voir la fin. Ils se marient avec des Françaises ou des Anglaises, deviennent habitants et constituent une famille nouvelle, acquise au pays. Nous disons que tout va assez bien, chez les nouveaux époux, durant les premiers mois de mariage, mais qu'après adviennent les *petits*(1), les infirmités, les maladies toujours imprévues, l'ivrognerie et la misère; tels sont les faits observés par nous-même, durant onze ans consécutifs à Saint-Pierre-et-Miquelon, faits desquels nous augurons mal pour l'avenir de cette colonie française.

Ce que deviennent les nouveaux époux.

A propos de nos pêcheurs terre-neuviers, de leur intempérance alcoolique, de leurs travaux, de leurs mœurs, nous nous permettons de rapporter, eu égard à sa source

(1) Il y en a beaucoup dans le pays. C'est à dessein que nous écrivons *petits* au lieu d'enfants; nous avons, pour parler ainsi, des raisons suffisantes à notre justification.

Petits au lieu d'enfants.

si féconde, une pensée remarquable de justesse et d'énergie, inconvenable aux hommes en général, mais parfaitement applicable, suivant nous, au genre d'esprit inculte de nos malheureux pêcheurs qui, depuis si longtemps sont devenus l'objet de notre parfaite et constante sollicitude ; à de tels hommes, il faut absolument tenir un langage imagé, énergique, afin qu'en en étant bien frappés, ils puissent le comprendre.

Le comte de Mirabeau.

« Le corps de l'homme, est le cheval de son esprit, » a dit le comte de Mirabeau, pour le mener, il ne » faut que de l'avoine et des éperons. »

En parlant ainsi le superbe prince de la tribune française, le plus admirable et le plus complet des orateurs politiques de son temps, faisant allusion à sa propre personne, ne songeait guère à nos matelots-pêcheurs de Terre-Neuve, à l'endroit desquels il frappait cependant si bien et si ferme.

Le célèbre auteur des *Ruines et Méditations sur les révolutions des Empires*, appréciant autrement que le comte de Mirabeau et tellement bien à l'endroit de l'homme matériel et intellectuel, cette manière de voir

Bonaparte.

que Bonaparte, concevant *illicò*, eût une propension passagère à adopter et à mettre en pratique pour lui-

Volney.

même, ce que connaissant, Volney, et les dangers imminents qui devaient infailliblement résulter de ce régime pour Bonaparte et le monde civilisé, écrivit à notre héros, jeune, pâle, fluet et déjà si rempli d'immenses espérances ; Volney écrivit donc à notre futur premier Empereur, à ce sujet, une lettre aussi magnifique d'esprit, d'intérêt particulier, général et affectueux que de sens et de goût exquis.

« En observant rigoureusement le précepte de Mirabeau, lui disait l'illustre savant, vous forcerez le cheval de votre esprit, l'animal dépassera la mesure de ses forces et deviendra fourbu ! » On sait qu'à la lecture de cette lettre fameuse, *peut-être inédite encore*, Napoléon reconnut son erreur et remercia Volney avec autant de grâce que d'esprit, de ses avis salutaires.

Cette pensée nous a semblé si bien convenir à notre sujet principal (ivrognerie, travail), que nous l'avons souvent appliquée à nos matelots-pêcheurs, dont la masse est si intéressante aux points de vues, humanité, commerce et guerre maritime surtout! Aussi, avons-nous répété à satiété à nos ivrognes : en vous nourrissant irrégulièrement et mal, comme vous le faites, en vous stimulant fréquemment à coups de petits verres d'eau-de-vie, en dormant d'une manière irrégulière, etc., quelque soit le motif de cette conduite, toujours basée sur un principe aussi faux que pernicieux, nous la condamnons à tout jamais; car, agissant de la sorte, vous dépassez la mesure de vos forces naturelles et vous devenez *fourbus* (1), oui, par votre propre faute et cela de la même façon que le picotin d'avoine offert par le cavalier intelligent à son coursier éreinté de fatigue, dans

Faux et pernicieux principe.

Fourbus.

(1) Par fourbure, nous avons voulu exprimer l'état physique et moral dans lequel se trouvent, en octobre et novembre, nos pêcheurs en général, qui presque tous sont, au moins virtuellement, scorbutiques.

Explication de l'expression fourbure.

le but de lui redonner du cœur et de lui faire accomplir, à tout prix, une course donnée. Comme ce pauvre et courageux animal, écrasés de fatigue et de privations, criblés de douleurs, haletants, souffrants et *fourbus*, vous serez forcément condamnés au repos absolu, le premier de tous les moyens de cure; agissant de la sorte et si contrairement à tous vos plus chers intérêts, ne soyez donc plus étonnés d'être malades, en fin de campagne de pêche? Connaissant le mal et sa cause, vous pouvez, vous devez l'éviter, faites-le, abjurez votre triste erreur, suivez nos conseils, ainsi résumés « Nourissez-» vous mieux, ingurgitez moins d'eau-de-vie et autres » liqueurs spiritueuses, boissons si pernicieuses dans » tous les pays du monde, dormez davantage et plus » régulièrement; vous et les votres, et le commerce » lui-même, vous vous en trouverez bien. »

Vieux dicton.

Mais autant en emporte le vent! Puissions-nous cependant, à Saint-Pierre-et-Miquelon du moins, faire exception au vieux dicton : *qui a bu boira!*

Ivrognerie en quelque sorte héréditaire.

Passant de père en fils, l'intempérance alcoolique, laquelle mène droit à l'ivrognerie et à ses funestes conséquences, est ainsi un vice, en quelque sorte, héréditaire; accompagné de l'usage immodéré de la pipe de tabac, ce vice local signalé par nous, n'en est que plus désastreux sous tous les rapports.

Nous aurions bien des conseils salutaires à donner aux mères de famille, relativement à la manière dont elles élèvent leurs enfants, conseils touchant au luxe des vêtements et aux nombreux besoins qu'elles semblent se plaire à leur créer, mais le temps presse et nous continuons notre sujet capital.

L'ivrognerie a-t-elle un remède ?

Ce genre d'ivrognerie et ses tristes conséquences seraient-ils sans remède à Saint-Pierre-et-Miquelon ? Ne le pensant point, connaissant bien les hommes et leurs mœurs, appréciant l'influence de quelques habitants, sur la masse, nous devons au moins indiquer un des moyens qui, mis à l'œuvre, nous paraît actuellement le plus propre à obtenir la diminution graduelle, sinon l'entière extinction de cette ivrognerie déjà énoncée plusieurs fois.

Lehelloco, curé-chef, chanoine honoraire, etc.

Moraux et intellectuels, nos moyens anti-intempérants, existent naturellement dans le bienveillant esprit de tous les hommes de cœur et de bon sens, ces moyens gissent surtout dans la sollicitude, aussi charitable qu'éclairée, de notre digne pasteur (Lehelloco), dont nous aimons à invoquer la populaire influence ; nous pensons, en effet, que, cet intermédiaire de la divinité et de l'homme, voulant atteindre le but proposé, démontrerait, même avec bonheur, s'il en était chargé, par qui de droit, les bienfaits hygiéniques devant nécessairement ressortir des moyens proposés, annexés à une conduite plus sage et plus régulière de ses ouailles, c'est-à-dire des matelots-pêcheurs, de leurs femmes et de leurs enfants ; pour éteindre peu à peu leur intempérance morbide, alcoolique, léthifère et presque toujours ruineuse, notre pasteur, du haut de la chaire, dite de vérité, ferait doucement pénétrer sa propre conviction, à ce sujet si palpitant d'intérêt et d'actualité, dans l'es-

Moyens employés par le curé.

Femmes plus fines que leurs maris.

prit subtil des femmes, en général, plus fines et plus intelligentes que leurs époux, vérité qui, peut-être n'est pas bonne à dire; quoiqu'il en soit, celles-ci transmettraient cette sainte vérité à leurs familles, au foyer domestique et les maris et jeunes garçons se soumettraient avec plaisir à l'usage de moyens d'existence mieux distribués et plus récorporatifs, moyens d'existence qui leur seraient quotidiennement et régulièrement offerts; mais, nous le répétons, car c'est notre propre conviction, la cure graduelle, puis radicale, de cette plaie sociale, ne saurait être tentée, avec chance de succès, qu'alors qu'elle sera placée, sous la sauvegarde des lois ou mieux d'arrêtés locaux, de la morale et de la religion.

Moyens.

Chances de succès curatifs.

Bienveillante intervention de notre clergé local.

La bienveillante intervention, dans le cas ci-dessus, de notre clergé local, serait donc une condition, *sine qua non*, du succès de notre tentative.

En l'admettant hypothétiquement, ce qui en adviendrait.

Admettant, par hypothèse, cette intervention orale, convenue en conseil, présidé par M. le commandant, appuyée et encouragée par tous, dans la colonie; l'effet prédit, suivrait promptement et sûrement les convictions acquises, ce qui suppose encore le remède bien appliqué au mal susmentionné. Ces prédictions seraient ici d'autant plus infaillibles, qu'elles émaneraient de la tribune apostolique. Alors, convertis à l'œuvre et bientôt étonnés de ressentir de moins en moins, durant leurs travaux mieux soutenus, le besoin habituel des stimulants alcooliques naguères encore si nécessaires de leurs forces languissantes et quasi épuisées, nos pêcheurs, joyeux de mieux aimer et de garder davantage le foyer domestique, d'aller moins souvent et de faire relativement moins de stations aux divers cabarets; ces braves gens, sous l'impression des heureux effets de la prédiction cléricale, seraient, à la réflexion, remplis de gratitude pour les auteurs de leur mieux être, et comment d'ailleurs, nos compatriotes Saint-Pierre-et-Miquelonnais seraient-ils insensibles à un pareil bienfait?

En se conformant à nos avis hygiéniques, aussi simples que naturels, nos bons pêcheurs fourniraient un témoignage de plus de leur confiance et de leur sens commun; n'y aurait-il pas, en effet, consommation moins grande de boissons alcooliques, plus de santé, de travail, de produit et de mieux-être familial? A part l'économie matérielle mieux entendue, les travaux de nos pêcheurs ne seraient-ils pas plus constants, plus productifs et moins pénibles? N'oublions pas que l'intérêt pécuniaire fut, est et sera le grand mobile de l'émigration de France et des labeurs de nos pêcheurs, qu'ils s'épuisent vite de diverses façons et qu'ils subissent les fâcheuses conséquences de leur inscience; qu'adviendrait-il encore de cette moralisation? qu'il y aurait certainement moins de zizanie dans les ménages et que nous ne verrions plus à Saint-Pierre, quatre mariages demander, en même temps (octobre et novembre 1857), une séparation juridique, pour cause d'ivrognerie; certaines épouses vaillantes, lassées de travailler pour nourrir la paresse et alimenter la misérable conduite de leurs maris, se fâchent! Il adviendrait encore que l'existence de la famille, devenue plus confortable,

Zizanie des ménages.

Séparation juridique.

moins précaire et moins douloureuse, acquerrait une plus longue durée (1).

La longévité, à Saint-Pierre-et-Miquelon devrait être plus longue. — Cause de sa brièveté actuelle.

Nous sommes bien convaincu, après longue observation et études spéciales, que si actuellement la longévité n'est pas plus étendue qu'elle ne l'est à Saint-Pierre-et-Miquelon, cela n'est dû qu'aux suites de l'ivrognerie. D'ailleurs les climats froids, venteux, glacés, neigeux une moitié de l'année, étant, conséquemment, moins insalubres que ceux situés dans des conditions opposées, nous ne voyons pas pourquoi l'homme placé

Longévité dans la colonie, comparée à celle de la France.

(1) Nous faisons observer qu'en 1858, notre population des îles Saint-Pierre-et-Miquelon était de 2,500 environ, et qu'il n'y avait plus alors qu'un nonagénaire, trois octogénaires et point de centenaires; nous faisons observer encore que, dans ces îles, la longévité moyenne devrait dépasser de beaucoup celle de la France, arrivée de nos jours à 31 ans (nous croyons); la cause de ce triste phénomène, non longévité humaine, est l'ivrognerie. Nos avis hygiéniques, basés sur de si puissants motifs, seront, nous le prévoyons du moins, mieux appréciés dans 4 ou 5 ans d'ici. Pourquoi? C'est qu'alors la partie de la population à laquelle ils s'adressent, devenue bien plus misérable qu'elle ne l'est maintenant, sentira l'absolue nécessité de s'imposer des privations pour vivre, car nos rochers se peuplent de plus en plus; n'oublions pas qu'en 1856, à Saint-Pierre seulement, il y eut 80 naissances et 39 décès; que depuis, et nous le savons mieux que qui que ce soit, diverses épidémies meurtrières ont enlevé bien des femmes et des enfants surtout (péritonite puerpérale, croup). Mais tous les ans, au printemps, une grande quantité proportionnelle de familles misérables en France s'abattent à Saint-Pierre comme des corbeaux dans un champ labouré et nouvellement ensemencé, et cela malgré les nombreuses forma-

Nos rochers se peuplent de plus en plus, malgré diverses épidémies meurtrières.

Comment?

dans notre colonie, au sein des circonstances sociales ordinaires, n'y vivrait pas plus longtemps; pourquoi Saint-Pierre-et-Miquelon feraient exception à la règle.

Tels seraient, entr'autres, les biens précieux, ici et même ailleurs, effectués par nos hommes de cœur, aidés par la puissante et philantropique médiation de nos curés locaux.

Ne serait-il pas à désirer que ces ministres du culte, tout en prêchant sur l'Evangile du jour, fissent bien

lités exigées, à dessein peut-être, en vue de rendre plus difficile l'accès de nos rochers. Il nous vient aussi des artisans, de façon que la main-d'œuvre diminuera nécessairement, et que le prix des journées de travail, aujourd'hui rétribuées 5 ou 6 francs, tomberont à 3 ou 2, rétribution bien insuffisante pour une famille. Tout nous arrive de France et des Etats-Unis d'Amérique; (l'île est improductive : c'est un amas de rochers dont la surface brûlée, neigeuse et endurcie ne peut servir à rien) après transit, tout est vendu et acheté à un prix fort élevé. Alors les habitants seront ruinés; Dieu seul sait ce qu'il adviendra de nos pauvres parages, si toutefois notre administration toute prévoyante, bienveillante et toujours paternelle n'apporte à notre fâcheux pronostic un remède sûrement préventif.

Artisans.

Main-d'œuvre.

Ruine des habitants.

Depuis plusieurs années, la pêche languit, la morue diminue en nombre et en grosseur, le commerce fait d'assez mauvaises affaires. Vienne donc la chasse aux loups marins! Quelque féroce que soit cette branche de commerce, qui fait la richesse de Saint-Jean-de-Terre-Neuve, elle offre de si grands avantages à notre colonie, si bien située pour cette pêche ou chasse, que depuis sept à huit ans nous l'appelons de tous nos vœux. Cela viendra, sans nul doute, mais toujours trop tard pour nos colons!

Pêche aux loups-marins.

sentir et comprendre, dans leurs exhortations très-chrétiennes, comment s'enivrent leurs paroissiens, nos matelots-pêcheurs et autres? Comment ils sont, ce qu'ils font, ce qu'ils deviennent alors que, trop souvent et même indépendamment de leur volonté, ils se vautrent et se replongent, avec délices, dans cet abject et fangeux état, qu'on appelle *ivresse alcoolique.*

Eh bien! voici ce qui arrive alors à nos ivrognes! En se gorgeant de liqueurs fortes, comme ils le font habituellement, les hommes, ou mieux les personnes dont il est question, deviennent bien, par le fait même des premières prises alcooliques, plus vigoureux, plus diserts et plus aptes à donner ce qu'ils nomment « un coup de collier, » mais, d'autre part, il n'en est pas moins vrai qu'ils satisfont un besoin qui, renaissant toujours et sûrement pendant et après leur travail, ce dernier fût-il de courte haleine, les trahit sans cesse et les empoisonne peu à peu. Il faudrait qu'ils fussent bien convaincus que l'excitation générale de l'homme, advenue par suite de l'ingestion d'un petit verre d'eau-de-vie, ne peut être de longue durée sur l'économie à l'état physiologique, il faudrait qu'ils sussent bien que, redevenus faibles, taciturnes et sans énergie, en conséquence de leurs travaux, leur organisme languissant, souffrant même, doit réclamer et réclame impérieusement l'ingestion de quelque chose de fortifiant, et que si alors, à défaut d'alimentation convenable, ou pour perdre moins de temps, travailler davantage et gagner un peu plus d'argent, ils ont recours à la bouteille d'eau-de-vie, dont ils boivent un ou plusieurs petits verres, panacée

Excitation générale. — Effet d'un petit verre d'eau-de-vie.

universelle de leurs maux ; il faut qu'ils sachent bien, enfin, que si, obéissant à leur instinct conservateur d'une part, et de l'autre à leur faux et pernicieux raisonnement, ils en viennent forcément à une série de libations alcooliques, lesquelles apportent en eux tous les degrés de l'ivresse, état déplorable, dégradation de l'espèce humaine, d'où surgissent, entre autres, les maux physiques et moraux suivants : témérité, imprudence (1), sottises de tout genre, délits et crimes qui les conduisent de temps à autre, de loin en loin, en police correctionnelle, voire même en cour d'assises ; contusions, blessures, mutilations et maladies diverses menant aux infirmités, à la décrépitude, à l'abrutissement, à la misère, au tombeau ! Et alors que deviennent les veuves et les familles? Les adolescents, non encore mariés, viennent à leur aide. Ils se marient, et alors chacun pour soi. Là ne se bornent pas tous les maux et misères causés par l'ivrognerie, dont nous exposons l'imparfait tableau en leur montrant, du doigt et de loin, l'impure sentine où ces messieurs se précipitent de gaîté de cœur.

Ivresse. Ses tristes effets.

(1) S'ils n'eussent été dans cet état de surexcitation alcoolique, durant notre séjour à Saint-Pierre, quatre de nos jeunes gens ne se seraient pas lancés à travers les flots périlleux du littoral de l'Ile-aux-Chiens, pour aller au large sauver un matelot anglais emporté sur une glace ! Tous les quatre ont coulé, dans leur frêle esquif, au pied de ce rocher flottant ! Nous ne concevons pas comment une pyramide, unè simple pierre posée à l'Ile-aux-Chiens, ne consacre pas un dévoûment qui aurait mérité un succès parfait.

Un beau trait d'humanité entrepris durant l'excitation alcoolique.

Nous avons dit déjà que l'ivresse alcoolique était, pour la plupart de nos pêcheurs, plus le résultat d'un besoin récorporatif renaissant à tout moment, qu'un vice réel; raison de plus pour que son extirpation graduelle et radicale par la suite, soit moins difficile. Personne ne peut ignorer que cette crapuleuse habitude de l'ivresse mène infailliblement la victime à l'excitation morale et physique, à l'assoupissement, au repos, à l'abrutissement, au *coma*, au *carus*! Il faut de toute nécessité que l'ivrogne *cuve son vin,* comme ils disent, et alors il trébuche et tombe, n'importe où, que la température soit haute ou basse, quelle que soit la saison, qu'il fasse jour ou nuit, etc, etc. Le cœur navré de douleur, plusieurs fois nous avons vu mourir des hommes qui, dans un état complet d'ivresse alcoolique, étaient tombés, en plein midi, dans les savanes de quelques régions intertropicales; ailleurs, ayant écrit de quelle manière la mort nous avait paru enlever nos compagnons de guerre, par trop alcoolisés, et aussi les chances qu'auraient eues nos malheureux soldats et marins, s'ils étaient tombés à l'ombre, ou alors que le soleil levant ou couchant nous darde ses rayons de plus en plus obliquement et sont, partant, de moins en moins brûlants; ou si encore ces mêmes hommes, bien qu'ivres-morts, eussent pu être transportés dans une case ou même être déposés sous l'ombrage d'arbres touffus. Nous ne reviendrons pas sur ce sujet (maladie alcoolique et mort), où la chaleur solaire joue un rôle si puissamment dramatique; mais, ci-après, nous dirons comment nous nous sommes rendu compte de

Où mène l'ivresse alcoolique, etc.

Influence solaire sur les ivres-morts dans les régions intertropicales.

ces sortes de rares décès à Saint-Pierre (ivresse, mort) en hiver.

L'ammoniaque liquide, 10 à 12 gouttes dans 90 à 120 grammes d'eau sucrée ou d'une décoction aromatique, n'offre des avantages réels, qu'autant qu'il est administré à l'homme rendu à l'état de demi-ivresse seulement.

Ammoniaque liquide.

Tout le monde sait aussi bien ici et mieux qu'ailleurs, que l'homme ivre d'alcool, à part son état intellectuel nul, ne pouvant plus tenir debout, chancelle, trébuche, tombe où il se trouve, et demeure dans la position où il est tombé. Alors la torpeur, l'engourdissement, le sommeil *sui generis* et l'anesthésie adviennent simultanément en lui et à son insu. Supposant la température à — 3 à 15° avec bise variable, plus ou moins forte (le genre de cri ou de crépitation de la neige alors pressée, écrasée sous nos pieds; l'opacité des vitrages et leurs cristaux intérieurs, doivent être considérés comme des thermomètres, nous indiquant assez bien le degré approximatif de l'intensité du froid); le ralentissement de la circulation et proportionnel de la respiration, qui ont lieu, rendent raison de ces premiers phénomènes, effets d'un froid intense. Les globules sanguins, quoique alcoolisés (1), partant devant résister davantage à la congélation, éprouvent néanmoins une difficulté de plus en plus grande, à franchir les dernières ramifications des canaux artériels, pour traverser le système

Aspect d'un cadavre ivre-mort congelé.

(1) Le savant professeur Schultz, et tant d'autres, après lui, a démontré, par de nombreuses expériences, l'existence de l'alcool dans le sang des ivrognes de profession.

Les ivrognes ont de l'alcool dans le sang.

lymphatique intermédiaire déjà affaibli, lui-même, dans sa trame. Le mouvement de ces globules se ralentit et s'arrête graduellement, d'où turgescence générale et ecchymoses diverses, c'est ce que nous observons à la surface du corps et surtout aux muqueuses externes. Le vide opéré par la diastole des cavités (oreillettes) du cœur qui ne fonctionnent plus qu'incomplètement, auxiliaire de la circulation aide à peine cette fonction défaillante. Les parois des vaisseaux de l'ivrogne, ayant déjà perdu de leur tonicité vitale, deviennent de plus en plus perméables aux parties les plus ténues du sang qui les parcourt. Le vide au cœur, l'alcool absorbé, mélangé ou en dissolution dans le liquide, la tonicité vitale du tissu des vaisseaux abaissée, la fluidité plus grande de certains des principes du sang, a causé les stases sanguines que nous avons observées çà et là; puis la circulation s'arrête par engouement, l'hématose ne se faisant plus qu'imparfaitement, d'où viennent l'anesthésie, l'asphyxie et la mort; phénomènes si manifestement liés, du moins telle est notre conviction; et cela sans que la victime ait la moindre notion de misérable vie à honteux trépas; nous ajouterons qu'au sein d'une température pareille à celle sus-mentionnée, un cadavre, quelqu'il soit, ne tarde pas à perdre son reste de chaleur animale et à devenir, comme les autres corps de la nature, toutes choses égales d'ailleurs, rigide et congelé.

Comment arrive la mort.

Cadavre congelé.

Mort des noyés.

La mort des noyés en hiver dans nos parages, est d'autant plus prompte, que la température est plus basse et que le sujet était dans une plus grande ivresse alcoolique au moment où il est tombé à l'eau. Nous ferons remarquer, en passant, que ces morts n'offrent rien de remarquable : nous dirons seulement qu'après 10 à 12 heures de durée, au fond de l'eau de notre barachois, les noyés, à sec, laissent voir les parties de leur corps, habituellement découvertes, «visage, cou, mains, pieds» littéralement dévorées par des myriades de petits crustacées, on ne peut plus voraces : *vulgò*, puces de mer et que nous croyons être la *caprella linearis*.

Puces marines.

Sur certains fonds de pêche, la quantité de ces puces marines est immense ; leur appétit et leur organisation sont telles que la pêche est impossible, dans tout l'espace qu'elles occupent, l'appât destiné aux poissons (morues), n'étant pas rendu au fond de l'eau, que déjà il a disparu de l'hameçon.

Squelette d'animal.

Un cadavre d'animal, quelque soit son volume, exposé là est bientôt disséqué parfaitement bien par ces animaux ; mais pour exécuter cette opération convenablement, il faut, de temps à autre, retirer le cadavre du fond de l'eau, partant de la griffe de ces invertébrés, car, sans cette précaution, les ligaments articulaires de l'animal à disséquer, seraient dévorés, les os disjoints, séparés ou perdus. Pour éviter cet inconvénient, nous avons fait envelopper le cadavre exposé (phoque), d'un filet à mailles très-fines et malgré cette enveloppe, quelques pièces de notre squelette, ont été égarées, perdues.

Ivrogne à son réveil.

Maintenant voyons l'ivrogne à son réveil, alors qu'il

a cuvé son vin (1) suivant la vulgaire expression ; écoutons sa voix rauque, examinons ce pauvre personnage au commencement de sa convalescence bachique, nous le voyons abattu, faible, pâle, morose, défait, céphalalgique, contus ; presque toujours, il se sent labouré, dans son système musculaire, de douleurs rhumatismales plus ou moins gênantes ; desséché, brûlant, il éprouve le besoin impérieux de se réconforter physiquement car il est débile et tremblant ; moralement, son intelligence demeurée fort engourdie, a aussi besoin de stimulants, il éprouve l'impérieuse envie de savourer la délicieuse panacée qui l'a déjà si souvent délivré de cet état mixte, anormal, languissant, insupportable où il s'est plongé : sans appétit, toute alimentation solide lui inspire de la répugnance, surtout l'alimentation grasse, tout cela advient nécessairement car il y a chez l'ivrogne de profession, gastro-entérite légère et permanente, d'où perturbation du goût et de l'appétit, mais de plus il est pyrétique et dévoré par la soif, buvant beaucoup, avec volupté et avidité, quelques petits verres d'eau-de-vie, fraîche, il éprouve de leur lente ingestion, un indicible bien-être, donnant la préférence à la plus forte à son goût, il s'enivre de rechef d'autant plus fa-

Obtusion physique et intellectuelle.

(1) C'est-à-dire alors que le naturisme a opéré dans la constitution l'élimination de la plus grande partie du *poison* sous l'influence duquel était tombé l'homme ivre (poison alcoolique); suivant nous, l'ivresse a lieu alors que le principe hétérogène alcoolique, mêlé au chyle, est parvenu dans les secondes voies et que tout notre être matériel en est imprégné.

cilement et plus promptement que le *four*, comme ils disent, *est encore chaud*.

Comment passent leur plus belle existence, les ivrognes de profession.

Voilà pourtant comment et de quelle façon, nos ivrognes passent leur plus précieuse existence! Fumer la pipe, s'enivrer, cuver leur vin, contracter l'habitude de l'ivrognerie, mère de tous les vices et de tous les maux que nous avons déjà énumérés; maux affreux dont il serait cependant possible de venir à bout dans ces îles (Saint-Pierre-et-Miquelon) : et cela eu égard au bon esprit, à la confiance de notre population bien qu'ignorante et superstitieuse. En agissant comme nous l'avons indiqué, il arriverait sûrement que nous atteindrions le but que nous nous proposons, mais faudrait-il encore que nous fussions assez heureux pour nous entendre entre nous, *ad rem*, et alors entreprendre courageusement avec ensemble, notre croisade contre l'ivrognerie et marcher ainsi au progrès réalisable, quoique difficile à joindre. Pour parler comme nous le faisons ici, nous sommes appuyé sur l'étude que nous continuons encore, de l'intelligence, de la docilité de caractère de nos hommes et de leur esprit confiant (1).

Nos ivrognes sentent mais ne peuvent décrire leurs maux.

Eprouvant, les maux ci-dessus énoncés, maux dont nous avons dit les causes et les effets primitifs et secon-

Cause radicale de l'ivrognerie des pêcheurs en général.

(1) Sans nul doute, la rigueur de notre climat et les travaux inhérents au pays entrent bien pour quelque chose dans les causes de l'ivrognerie que nous signalons avec ses suites déplorables, mais la cause radicale de ce vice pernicieux gît certainement dans la nourriture mauvaise, mal préparée, mal réglée, et autres défauts hygiéniques de ces malheureux, d'où il suit que

daires, que les malheureux dont il est question ressentent très bien, sans cependant en pouvoir suivre l'enchaînement ni les décrire ; faisons malgré cela en sorte de leur faire apprécier l'énormité du mal, qu'en s'enivrant habituellement, ils causent à eux, à leurs familles, à la société, afin que, pénétrés de cette vérité, ils aient horreur de leurs méfaits bachiques et qu'ils les évitent.

Pénétrés du bien qu'ils travaillent à opérer, nos prédicateurs déroulant à la vue, aux oreilles, le hideux tableau de nos marins pêcheurs et autres, alors qu'ils sont en état d'ivresse alcoolique, voici ce qui en devra arriver : Tout yeux, tout oreilles, nos ivrognes réfléchiront sur ce qu'ils auront vu, entendu, ressenti et compris ; mieux éclairés, croyants et confiants, ils se conformeront peu à peu aux excellents conseils émanés du

Les décès, à Saint-Pierre-et-Miquelon, sont en général le résultat de l'ivrognerie.

la plupart des décès, à Saint-Pierre-et-Miquelon, sont le résultat fréquent de lents et joyeux suicides volontaires ou non. Quoi qu'il en soit, en présence des cadavres des ivrognes et des suicidés, nos prêtres de la localité, sachant généralement bien à quoi s'en tenir sur le genre de mort et la cause du décès déclaré, apportent, suivant nous, dans l'accomplissement de leur saint ministère, une juste réserve, et les rares refus qu'ils font de la sépulture ecclésiastique, constituent cependant une peine salutaire, infligée de par la puissance du droit canon à la société, laquelle devrait, à notre avis, ajouter une flétrissure particulière à cet acte, ne serait-ce que pour exprimer ainsi sa profonde horreur pour l'ivrognerie et le suicide qui, la plupart du temps, n'en est que le résultat. Les causes du suicide, à Saint-Pierre-et-Miquelon, sont morales et physiques, fort complexes et variables. Nous citerons cependant, parmi elles, le climat, la localité, le

Nos prêtres en présence des cadavres à Saint-Pierre-et-Miquelon.

Suicides.

Causes.

haut de la chaire apostolique, conseils salutaires et lumineux qui ne peuvent que les guider sûrement dans les sentiers étroits, tortueux, obscurs et incertains de la vie, sentiers au bout desquels nos malheureux colons et autres matelots-pêcheurs ivrognes, trouveront l'existence terrestre telle qu'on la leur a exposée, telle que nous pouvons la désirer pour eux.

Pour l'accomplissement de cette œuvre charitable et pie, que nous voulons aussi adapter à nos matelots-pêcheurs, venant de France ; l'aide de MM. les négociants armateurs pour la pêche et de leurs gérants, ne nous serait pas moins indispensable que le concours de notre clergé local invoqué par nous en vue de nos Saints-Pierrais-et-Miquelonnais ; conséquemment il serait à désirer que ces Messieurs apportassent aussi, leur *brique, à pied-d'œuvre* (1), afin d'élever prompte-

Négociants, armateurs et gérants.

genre de travaux, l'ivrognerie, le célibat, nos longs, rudes et monotones hivers, l'ennui, le chagrin et la folie ébrieuse.

(1) Brique *à pied d'œuvre,* expression toute métaphorique qui nous mène à dire que l'établissement préalable de fondations en pierres ou en briques, bien cuites et posées en temps opportun, élevées depuis le roc jusqu'à cinquante centimètres à un mètre au-dessus du sol, constitue une excellente base de construction (maison ou grand magasin), le bois employé se conservant alors beaucoup plus longtemps. Les maisons bien construites, avec cave, alors que c'est possible, dans le haut de la ville, pourraient être à un étage ou à deux. Sans inconvénient aucun, dans le bas, toutes ces maisons sont on ne peut plus avantageuses pour la conservation de la santé ; couvertes au moyen de bardeaux de première qualité, la durée des toitures et des maisons serait

Construction des maisons et bâtiments.

Bardeaux.

ment une bonne construction dont nous posons ici, les fondations, sûrement plus solides qu'élégantes, et nous sommes si bien convaincu de ce que nous avançons, que nous ne faisons que jeter, sur ce papier, le texte de nos projets. Notre cause serait par trop imparfaite, nous le sentons très bien, si les nombreux équipages des navires du commerce, pêche et autres, ne participaient aux bienfaits dont nous venons d'ourdir la trame à l'endroit de nos habitants et matelots-pêcheurs de Terre-Neuve, mais tout en invoquant, dans ce but (éteindre graduellement l'ivrognerie, dans notre colonie et à bord), le bienveillant concours de nos honorables négociants-armateurs et de leurs gérants, nous sommes bien loin de songer à faire distraire la moindre parcelle de leurs bénéfices, déjà trop restreints, et pour que la pensée d'atténuation pécuniaire, de notre

Concours de Messieurs les négociants, armateurs pour la pêche, et de leurs gérants.

considérable. Dernièrement, nous avons appris, mais sans étonnement et avec peine, qu'un arrêté, émané de M. Emile de la Roncière, commandant actuel, proscrit cet excellent et économique moyen de couvrir les maisons (1). Nous parlons hygiène eu égard au climat et à ses effets bien étudiés, observés et appréciés sur les maisons. Disons encore que les deux routes pratiquées à Saint-Pierre par les soins de la division navale des Antilles, bien secondée par les autorités de la colonie, ont complétement changé le séjour de l'homme à Saint-Pierre, où il peut se promener, depuis l'établissement de ces routes, à pied, à cheval et même en voiture

Hygiène de la construction des maisons.

Les routes de Saint-Pierre en ont complétement changé le séjour.

(1) Ardoises, carton-pierre, carton bitumé, zinc, tous ces moyens ne valent pas grand'chose à Saint-Pierre-et-Miquelon.

part, ne germe même pas dans l'esprit de ces Messieurs, nous nous permettrons de dire comment nous avons envisagé cette question, invocation ; pour la résoudre ensuite.

Ce qu'il adviendrait si les matelots étaient mieux à bord de leurs navires.

D'abord, la dépense, argent, pour améliorer le régime alimentaire à bord de leurs navires, serait plus grande à l'armement, c'est un fait positif, incontestable, mais, de ce fait même, il résulterait, d'après notre raisonnement, que les bénéfices à réaliser deviendraient moins chanceux, plus sûrs, plus faciles et plus considérables pour l'armateur, toutes choses égales d'ailleurs ; et que ces bénéfices acquis, réalisés pendant une campagne, un long voyage, devraient largement compenser la plus value de l'armement. Les matelots, en effet, observant un meilleur régime à bord, seraient plus satisfaits, plus vigoureux et mieux portants, ils travailleraient en conséquence ; faisant bien la part de l'imperfection intellectuelle de l'homme, nous n'avons et nous ne pouvons avoir en vue que la majorité persuasible ; nous verrions alors le matelot du commerce plus attaché à son navire, à son armateur ou mieux à ses propres intérêts matériels, car nulle part ces hommes, positifs par excellence, ne seraient ni aussi bien nourris, ni mieux soignés, ni mieux traités qu'à leur bord. Eprouvant peu de besoins, ils seraient moins souvent en *bordée* à terre, ils s'enivreraient moins, ils exécuteraient leurs travaux plus volontiers et en commettant moins et de plus minimes maladresses ; ils seraient moins exposés aux meurtriers typhus, dans les régions où ces affections exercent leurs ravages ; ils offriraient plus de garanties à MM. les armateurs et capitaines. La consommation relative du bord serait moindre, il y aurait moins de journées d'hôpitaux, il faudrait moins de *manœuvres* pour remplacer les malades ou autres absents. Par la même raison, il arriverait encore que les déserteurs, en pays étrangers, *New-York* par exemple, seraient de plus en plus rares. Enfin la discipline, trop relachée à bord des navires du commerce-pêche (1), ne trouverait-elle pas des avantages immenses dans l'adoption et la stricte observance des mesures que nous venons d'indiquer ?

Si, comme nous le pensons bien, nous sommes dans le vrai, il y aurait évidemment pour tous, des avantages considérables à réaliser, en agissant suivant nos vœux

Deux exemples tendant à prouver l'indiscipline à bord de nos navires pêcheurs.

(1) Surtout à bord de nos bancais et bateaux golfiers. Les deux faits suivants, entre autres, prouveront suffisamment ce que nous venons d'avancer (discipline). Il y a cinq ou six ans, un matelot-pêcheur en bateau (dans le golfe), étant en état d'ivresse alcoolique, se porte à des voies de fait envers son matelot d'avant, il l'assassine et jette le cadavre à la mer afin d'ensevelir son crime. Découvert, l'assassin est amené à Saint-Pierre, il y demeure en prison, l'instruction se fait, l'assassin se coupe la gorge et meurt souillé d'un double crime. Il y a trois ou quatre ans, sur le grand banc de Terre-Neuve, un matelot basque poignarde et tue son maître d'équipage (Brig le Célibataire). L'assassin est mené à Saint-Pierre, et la justice y suivit son cours rigoureux !

Station navale française.

Convenons que la station navale française, qui chaque année vient dans nos mers, à part la politique internationale ; afin de protéger et de surveiller les pêcheurs et la pêche, prévient bien des malheurs analogues à ceux ci-dessus indiqués, et rend ainsi de grands services à l'Etat et au commerce.

émis ; c'est dans ce but que nous faisons appel à la haute bienveillance de MM. les négociants-armateurs.

Propreté du navire.

Avec cette amélioration physique et morale du matelot du commerce embarqué, la propreté matérielle et personnelle, à laquelle il faudrait rigoureusement donner quelques instants quotidiens de l'équipage, ajouterait encore aux garanties : santé, vigueur, travaux et bénéfices.

Capitaines au long cours et maîtres de pêche.

Le capitaine d'un navire de commerce ne saurait, sans être, au moins accusé d'ignorance, mettre de côté les lois d'hygiène navale à bord du navire dont la direction et les hauts intérêts, lui sont confiés ; la plupart de ces Messieurs, montrent un esprit de conduite, un zèle et un dévouement bien louables sans doute, mais souvent mal entendus, car alors ces démonstrations inopportunes sont, par le fait, au détriment de leur équipage et du navire lui-même dont, à Saint-Pierre, au retour de New-York par exemple, l'armement n'est jamais complet, à cause des désertions.

Hygiène philosophique.

L'extinction de l'ivrognerie, dans notre archipel de Saint-Pierre-et-Miquelon, constitue une question d'hygiène philosophique, d'un si puissant intérêt local et même général, qu'elle demanderait, pour être traitée convenablement (car nous ne nous faisons point illusion sur notre faible valeur), une plume plus capable et mieux exercée que la nôtre ; malgré cela, nous serions dédommagé de nos labeurs, si nous avions l'intime conviction que notre bonne intention sera appréciée. Toutefois, en attendant mieux, si nos moyens proposés, dans le cours de cet écrit, paraissaient rationnels, pro-

Notre bonne intention.

pices au but que nous désirons poursuivre et graduellement atteindre (nous disons encore l'ivrognerie et ses tristes conséquences parmi, nos pêcheurs et les équipages des navires du commerce maritime de nos parages). Ne serait-il pas urgent, sans perdre un temps précieux, d'unir nos forces pour instruire ses braves gens, sur leur régime de vie actuel, ne serait-il pas convenable de leur démontrer les nombreux inconvénients qui résultent de celui qu'ils suivent depuis si longtemps, pour eux, leurs familles et la société à laquelle ils appartiennent, et cela afin de les lancer dans une vie meilleure qui doit advenir, autant que possible, de l'usage soutenu d'un régime hygiénique plus en harmonie avec la consommation de leurs forces pendant les rudes et pénibles travaux qu'ils accomplissent? *N'oublions donc pas que :*

Régime alimentaire des matelots du commerce.

Hygiène trop négligée.

Le régime du matelot des navires de commerce en général, doit être sain, copieux, récorporatif et plus régulier; que la propreté personnelle et matérielle à bord, par trop négligée, réclame impérieusement l'attention et la sollicitude de nos chambres de commerce, de MM. les armateurs et capitaines. Il faudrait, pour réussir, que cette mesure alimentaire, annexée au repos ménagé et réglé, à une discipline paternelle, juste et sévère, à de bons vêtements plus ou moins chauds suivant les contrées que visitent nos marins; il faudrait pour réussir, enfin, que ces mesures hygiéniques, fussent rigoureusement exécutées. Telles seraient les conditions, sans lesquelles cette masse d'hommes, si admirable d'énergie et de courage, à l'occasion ; ne jouira jamais de cette félicité que nous lui désirons sincèrement.

Cet écrit, nous le pensons, sera lu par quelques personnes qui, probablement, ne manqueront pas d'accuser et notre style et nos sempiternelles digressions ; mais, nous causons et nous n'avons pas l'outrecuidance d'avoir accompli une œuvre académique, telle est notre excuse. Toutefois nous regrettons que l'état des choses actuelles ne nous permettent point de faire autrement ni mieux, en advienne que pourra ! Néanmoins, quelques honorables confrères, néophites principalement, ne trouveront pas mauvais ce que notre vieille expérience nous permet et nous commande même de leur conseiller, médicalement, touchant nos ivrognes en général, alors que ces Messieurs sont appelés à leur prodiguer leurs soins et leurs avis. Les préceptes médicaux sont, on ne peut plus précieux, c'est ce que tout le monde sait, malgré cela, ne nous imaginons pas que ces préceptes soient toujours justes pour tous les pays et applicables n'importe où, sans distinction d'âge, sexe, mœurs, travaux, saisons, climats, constitutions atmosphériques médicales, habitude, genre de vie, conditions sociales, etc. et qu'on obtienne, invariablement, des effets identiques de la médication indiquée et appliquée, même avec opportunité, car alors, chers confrères, nous serions, nous en avons acquis la conviction intime, dans une erreur, sinon incongrue, au moins consciencieusement coupable de lèze-humanité : faire la part vrai des diverses positions ci-dessus indiquées, avant d'agir, est et ne saurait être, que le ré-

Préceptes médicaux.

sultat du temps, d'une longue et judicieuse expérience sous une masse de latitudes et longitudes. Puissent, à ce sujet, nos condisciples, camarades, collègues et amis, en présence de pareils malades (ivrognes de profession) confiés à leurs soins dévoués, se souvenir de nos conseils et nous sommes certain d'avance que ce souvenir sera autant dans l'intérêt de pareils patients, que dans celui de la belle science que nous professons.

Le médecin appelé auprès d'un ivrogne tombé malade.

Un ivrogne tombe-t-il malade? Sommes-nous appelés pour le soulager ou le guérir? Ne perdons pas de vue que nous avons affaire à un ivrogne lequel ne saurait supporter l'abstinence des aliments ni surtout celle des boissons alcooliques, aussi avons nous été à même de constater bien souvent alors, que le traitement médical devait se borner, en quelque sorte, au repos, à soutenir et à récorporer ces hommes, par l'emploi des moyens métasincritiques variés et convenables dont nous pouvons disposer; leurs fonctions physiologiques sont troublées, interrompues dans leur cours normal, ils sont malades! nous en connaissons bien la cause; favorisons le rétablissement de leurs fonctions physiologiques, efforçons-nous de rendre au sang qui anime encore nos moribonds, sa crâse ou constitution normale et nous avons une foule de chances de succès; reste à guérir l'influence de l'habitude, cure que l'on peut tenter et obtenir par des moyens divers dont le médecin est le seul bon juge.

Influence de l'habitude. — Cure possible.

Nous avons lu quelque part, que le chirurgien-major d'un régiment, *le docteur Schreibert*; parvint à corriger de ce défaut, de ce vice, un grand nombre de soldats, en assaisonnant tous leurs mets avec de l'eau-de-vie.

Ulcérations salines aux pieds, jambes, mains et avant-bras.

Il survient, chaque année, aux parties indiquées ci-contre alors qu'elles ont été longtemps dans l'eau de mer où en contact avec le sel marin (chlorhydrate de soude, les morues salées, etc.), des boutons, des taches rouges irrégulières, s'étendant de plus en plus et devenant noirâtres. Quelquefois il y a des phlyctènes, de la suppuration, des croûtes purulentes jaunâtres, gonflement et douleur aux membres malades, etc. ; les parties indiquées ne pouvant plus servir en rien à l'exécution des travaux du blessé ou malade, il demeure forcément chez lui ; ces ulcérations salines, vulgò *purons salins*, constituent, suivant nous, une variété de l'*eczema*, *eczema* local ou artificiel *ab ovo*.

Au début de la campagne, les boutons, rougeurs, etc. simples et locaux, guérissent facilement, mais à la fin de la saison de pêche, compliqués de scorbut virtuel ou patent, ils ne disparaissent qu'avec l'affection scorbutique, laquelle les entretient. Ainsi au début : propreté, pansements simples, repos horizontal, bains locaux et émollients ; en fin de campagne, régime végéto-animal, boissons excitantes, moyens anti-scorbutiques locaux et généraux, quelques bains annexés aux soins conseillés contre cette maladie, au début de la pêche.

Moyens prophylactiques.

Saleurs, pêcheurs, graviers occupés à la sécherie, constituent ceux qui sont le plus souvent atteints de cette maladie. Nous avons conseillé à ces malades, et souvent avec succès, comme moyen préservatif, de se oindre les parties en contact avec l'eau de mer ou le sel, au moyen d'un corps gras et cela deux fois, dans les vingt-quatre heures, s'il le faut ; avant de se mettre au travail ; suif, saindoux, lard frais, huile hépatique de Gade brune, seule ou mieux encore composant un espèce de cérat, mélange fondu de cire et d'huile hépatique de Gade, pommades à base de suif, etc. : souvent nous avons prié MM. les gérants et capitaines de veiller à cette opérations (onctions),. de veiller encore à ce que, ceux qui se sont servis du moyen préventif conseillé, se lavassent avec soin, après le travail, bien entendu, dans l'eau tiède ou froide, toujours douce, avec ou sans savon ordinaire.

J^h FLEURY, d.-m.

Toulon. — Imprimerie H. VINCENT, rue Neuve, 20.

www.ingramcontent.com/pod-product-compliance
Ingram Content Group UK Ltd.
Pitfield, Milton Keynes, MK11 3LW, UK
UKHW021629260726
13994UKWH00003B/1143

9 782329 445090